U0263194

岭南中医药文库·医家系列

岭南中医药名家
林建德

主编 吴弥漫

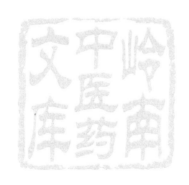

广东省出版集团
广东科技出版社
·广州·

图书在版编目（CIP）数据

岭南中医药名家林建德 / 吴弥漫主编. —广州：广东科技出版社，2016.5

（岭南中医药文库. 医家系列）

ISBN 978-7-5359-6506-6

Ⅰ．①岭…　Ⅱ．①吴…　Ⅲ．①中医学—临床医学—经验—中国—现代　Ⅳ．①R249.7

中国版本图书馆CIP数据核字（2016）第066634号

岭南中医药名家林建德

Lingnan Zhongyiyao Mingjia Lin Jiande

责任编辑：邓　彦
封面设计：友间文化
责任校对：梁小帆
责任印制：彭海波
出版发行：广东科技出版社
　　　　　（广州市环市东路水荫路11号　邮政编码：510075）
http：//www.gdstp.com.cn
E-mail：gdkjyxb@gdstp.com.cn（营销中心）
E-mail：gdkjzbb@gdstp.com.cn（总编办）
经　　销：广东新华发行集团股份有限公司
印　　刷：广州伟龙印刷制版有限公司
　　　　　（广州市从化太平经济开发区创业路31号　邮政编码：510990）
规　　格：889mm×1194mm　1/32　印张10.25　字数250千
版　　次：2016年5月第1版
　　　　　2016年5月第1次印刷
定　　价：45.00元

如发现因印装质量问题影响阅读，请与承印厂联系调换。

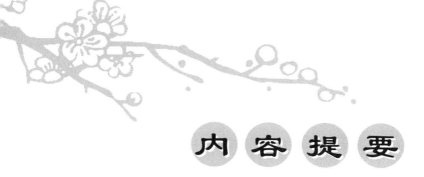

内 容 提 要

　　本书是对广东省名老中医林建德医疗经验的全面汇结。

　　全书通过医家小传、术业精粹、临证一得、医案采菁、诊余医话、薪火相传、年谱大事七个部分，生动而立体地展现了林建德丰富多彩的从医经历，精湛的医术，珍贵的经验，高尚的医德，精要易览、实用性强。本书对于中医同道丰富经验，提高从医德修养等诸方面具有极强的学习和启迪作用。

《岭南中医药文库》编委会

《岭南中医药文库》出版工作委员会

《岭南中医药名家林建德》编委会

主　编　吴弥漫

编　委　林家扬　林　涵　林唯成　宾　炜　林可衡

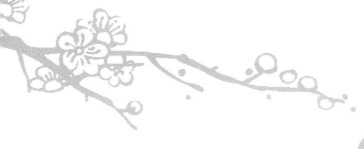

序

　　岭南，在传统上是指越城、大庾、骑田、都庞、萌渚五岭以南的地区。这个地区的地理和人文环境富有特色，是我国地域文化中的重要分支。广东是岭南地区的核心地域，近代以来社会经济和科技文化发展均走在地区的前列。在这里，传统中医药以独特的作用深得人们信赖，一直呈现生机勃勃的局面。

　　2006年以来，广东省委、省政府先后出台了多个促进广东中医药发展的重要文件，提出要将广东从"中医药大省"建设成为"中医药强省"，这无疑为广东中医药的腾飞增添了巨大的推动力。其中，《岭南中医药文库》（以下简称《文库》）的出版就是一项具体的措施。遵《文库》编委会之嘱作序，略述感言如下。

一

　　从中国文化发源来看，中国文化的主流发源于中原一带。中医药学是从中原传入岭南的。晋代有葛洪、支法存、仰道人等活跃于广东，唐代开始有李暄《岭南脚气论》等以岭南为名的方书，可见医学与岭南挂钩，岭南医学成为中医药学科的一个分支，为时至少已有千多年了。

　　晋唐时期，岭南的中医学就已经体现出自身的特色，

1

例如在研究当时流行的脚弱病（脚气病、维生素B₁缺乏症）方面成果突出。唐代《千金要方》卷七论风毒状第一："论曰，考诸经方往往有脚弱之论，而古人少有此疾，自永嘉南渡，衣缨仕人多有遭者，岭表江东有支法存、仰道人等，并留意经方，偏善斯术，晋朝仕望多获全济，莫不由此二公。"可见岭南医学善于创新。另外，从《千金要方》《外台秘要》《肘后备急方》等书中还可见葛洪、支法存等对蛊毒、沙虱热（恙虫病）、疟疾、丝虫、姜片虫等传染病有不少治疗方药，对岭南热带地区传染病的研究成就亦较为突出。这些成就不是由中原带来，而是吸取多地民间医药精华，加以总结得之。

宋代开始，岭南医学界人才辈出。先有陈昭遇，开宝初年至京师为医官。陈昭遇与王怀隐等三人历时11年编成《太平圣惠方》，又与刘翰、马志等九人编成《开宝新详定本草》20卷。绍兴年间（1137年），潮阳人刘昉著的《幼幼新书》为岭南儿科学的发展奠定了良好的基础。可见宋代岭南已有国家级的医家出现。元代释继洪撰《岭南卫生方》，其中就收录了不少宋代医家的经验方，标志着具有岭南特色的方药学已初步形成。

明清时期是岭南中医学大发展的年代。明代，有邱濬、盛端明等有名望的医家出现；还有浙江人王纶所著的《明医杂著》，是其在广东布政司任内完成的；一代名医张景岳的《景岳全书》，亦是在粤地一再印行方传世。上述著作对岭南医学的影响很大。清代，在全国有较大影响的医家何梦瑶，被誉为"南海明珠"；儋州罗汝兰著《鼠疫汇编》，丰富了对急性传染病的诊治经验；清末，西洋医学传入我国，岭南首当其冲，出现了朱沛文等主张中西汇通之医家。岭南医学的中医小儿科继续取得突出成就，在清代中期刊行了罗浮山人陈复正的《幼幼集成》后，清末又有程康甫著《儿科秘要》，由博返约，把儿科证候概括为八门（风热、急惊风、慢惊风、慢脾风、脾虚、疳积、燥火、咳嗽）；治法约以六字（平肝、补脾、泻心），举一反三，给人以极大的启发。民国时期儿科名医杨鹤龄继承程氏学说，著《儿科经验述要》。杨氏在育婴堂从17岁起独立主诊病婴，每日巡视、处理危重病婴数次，故育婴堂可称儿童医院之雏形。他积累了丰富的治疗危重病儿的经验，后来自己开业，日诊两三百人。西医张公让曾不断观察其诊证，亦深为佩服其医术之精也!

而广东草药在清代至民国时期也得到很好的整理，名作有何克谏的《生草药性备要》《增补食物本草备考》和萧步丹的《岭南采药录》等，为中药材增加了不少岭南草药品种。

上述可见，岭南医学至清代挟其岭南之特色已达相当高的水平，光绪三十二年（1906年）广州就有医学求益社之成立，相当于今天的医学会，以文会友，每月一次。被评得第一名者，发表论文于报端。上月头名即为下一届论文的主审员，无形中开展学术之竞争。后继者有广州医学卫生社。但岭南医学之发展达到高峰则是在民国时期后，主要是在医学教育培养人才方面成绩突出。民国时期，学校教育开始举办，著名的有广东中医药专门学校与广东光汉中医专门学校，均为岭南中医学界培养了许多人才。虽然民国时期受国民党政府消灭中医的压迫，但岭南医学学术仍然日益繁荣，影响至香港和东南亚一带。中医药为岭南人民健康事业立下了不朽的功勋。

回顾岭南医学发展的脉络，晋代中原移民带来的先进医术与岭南地区医药相结合；宋代以后，长江流域的医药学术带入岭南，又促进岭南医药学的发展，加上自身的成就，岭南医药学成为有浓郁的岭南特色的医药学派。历史同时也表明，医药事业与地区社会经济发展状况紧密相关。当代广东改革开放已先行多年，经济文化各方面都打下了厚实的基础，在有力的政策推动下，聚集人才。可以寄望今后，岭南中医药学必将产生飞跃式的发展，实现中医药强省的目标。

二

研究地方医药学，其实也是为中医药学事业整体做贡献。自1977年美国恩格尔教授提出医学模式理论以来，西方医学正在由"生物医学模式"向"生物—心理—社会"医学模式转变。其实我国传统医学一开始就重视心理、环境因素，中医药学研究还不能脱离地理环境、社会环境、个人体质、时间因素，故应该因时、因地、因人制宜地去研究疾病预防和治疗。

对于环境与人类社会的关系，古今中外都有过各种讨论。我国伟大的历史学家司马迁，在《史记》中分别论述了4个主要经济区域与人的性格和社会风俗的关系。西方的亚里士多德也将地理环境与政治制度相联系，认为地理位置、气候、土壤等影响个别民族特征与社会性质。德国哲学家黑格尔的《历史哲学》也将地理环境看作是精神的舞台，认为是历史的"主要的而且必要的基础"，不同的环境会有不同的历史进程。至于自然科学，虽然研究的是事物普遍的客观规律，但科学也具有社会性的一面，客观规律在实际应用中总是有着对特定时间、地点与人群的针对性，不同地区的客观条件也对科学实践与发展有不同程度的影响。

医学既属于自然科学，又具有很强的社会性。医学技术的基本规律是一致的，但其实际应用必须考虑到个体的特点。中医自古以来就深刻地认识到这一点，注意地理环境、气候与人的体质对疾病和医药的影响，提出了"因时制宜、因地制宜、因人制宜"的原则。唐代《千金要方》指出：

"凡用药，皆随土地所宜，江南岭表，其地暑湿，其人肌肤薄脆，腠理开疏，用药轻省，关中河北，土地刚燥，其人皮肤坚硬，腠理闭塞，用药重复。"就是具体的例子。

我国幅员辽阔，由于地理环境的差异和历史上开发的先后，各个地区医学发展水平不一。而每一个地区医学水平的提高，往往也充实了中医药学理论的实际内涵。元代朱丹溪对南方人体质和疾病的认识，就很好地补充了此前以北方经验为主的医疗知识。明清时期江南瘟疫流行，又促使了温病学派的形成。岭南地区的气候、地理环境和疾病谱也有特殊性，药材资源又相当丰富，若加以认真研究，完全有可能产生创新性理论。每一个地区中医药特点的形成，必然是对传统医学理论的继承性与实际运用的创造性相结合的结果。小的突破，至少丰富了中医临床的风格，增加了地方性的应用经验；大的突破，有可能形成新学说，带来整体性的变革。所以，研究地方医药学，其意义同样是相当深远的。

三

现代中医药研究，必须坚持以临床为出发点。近代岭南有许多临床水平出众的名医，饮誉国内外。现代岭南中医药发展应继承这一良好传统，抓好临床学术的传承。建设中医药强省的文件中很重视对名医学术的整理和对基层中医的培训，是十分有远见的。本套《文库》也注重对当代名中医学术经验的整理，这种整理就是学术传承的一种方式，并可为更多临床中医提供参考。

另外，岭南中医药的发展也应加强理论的研究。岭南医学发展历程如果横向比较，有全国影响或有重大突破的中医学理论著作还是不多的。这也许与以前岭南远离北方的传统政治文化中心有关。但在学术交流频繁、信息渠道通畅的今天，要想中医药理论有大的发展，关键还是要加强研究，提高水平，要对临床经验进行凝练和升华，对中医药理论进行务实的思考。近年，我们提出的"五脏相关学说"就在全国引起较大的反响，并被纳入国家"973计划"中医药理论基础研究专项。在处于思想解放前沿的广东，完全应该迈出更大的步伐，促进中医药理论的现代化。

现代中医药的研究，又完全可以应用最新科学技术。葛洪《肘后备急方》记载的青蒿治疗疟疾，经过多年的不断研究实践，目前已发展成为世界最先进的抗疟新药。中医药治疗艾滋病、传染性非典型肺炎（SARS），在临床有效的基础上，对其机制的深入研究有助于阐明其科学原理。但这种研究必须坚持中医药学主体性和中医药理论的主导性。

同样，现代中医药的发展也离不开产业的支持。广东中药产业有着非常好的基础，中药的种植和中成药的生产销售成为许多地方的支柱产业之一。正像民国时期创立广东中医药专门学校的前辈所说："中国天然之药产，岁值万万（现在已远不止此数了），民生国课，多给于斯。"产业的发展既带动了地方经济，又为中医药的研究提供了良好的条件。研究中医药产业的发展策略，也是重要的课题。

《文库》囊括了前述各方面。这些学术、临床、科研及产业等的成果和经验得以系统整理出版，是岭南中医药界的盛事。岭南先贤梁启超先生诗云："世纪开新幕，风潮集远洋。"相信《文库》能以海纳百川的气魄，汇集新知，刊布精义，成为21世纪岭南中医药腾飞的基石！是为序。

邓铁涛

2008年4月

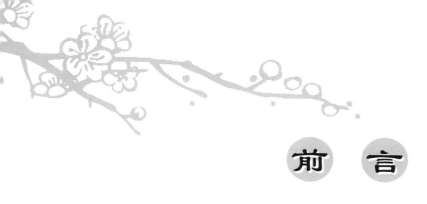

前　言

　　中华文明源远流长，中国传统医药学历史悠久。作为千百年来养护着中华民族生命健康的祖国医学，是中国文化宝库中的瑰宝。在人类历史的长河中，虽然经历了无数风浪和险阻，但是，中医药以自己无可辩驳的科学实践，几千年来为人类的繁衍和昌盛做出了非凡的贡献。中医药学同时又具有鲜明的特色，以其独立而完整的理论体系和丰富的实践经验，自立于世界之林。

　　岭南中医药自有记载以来，悠悠一千多年，它源于中原中医药文化，又广泛撷取了各地的精华，尤其是这一地区的核心地域——广东，更是纳四海新风，运用南方道地药材，结合地方湿热毒等气候因素，遣方用药，自成体系。随着时代的推进，文化积淀日渐丰厚，地理位置优势明显，广东中医药也在特色明显的岭南文化承载中不断发展。

　　随着中医药的发展，岭南自古到今，可谓医家迭起，名家辈出，医籍文献，熠熠生辉。近代名医更如雨后春笋，姿彩纷呈。尤其是新中国成立初期至改革开放30年，广东的中医药队伍不断扩大，学术水平空前提高，群众爱戴、地方声誉高、诊疗技术出众的新一代名医更不乏其人。广东省人民政府就曾数次命名广东省名老中医、广东省名中医；国家中

1

医药管理局也数次颁布全国著名老中医药专家师承导师名单；各市（地）政府也先后多批次颁布地区的名老中医、名中医名单。仅就这些被授予名医称号的中医就有近数百之众！

古代、近代、现代的岭南名医名家，不仅学识丰富、造诣高深、医术精湛，而且医德高尚、医风高洁、学风严谨，各自均有独到的临床经验和学术风格。通过挖掘整理他们的生平事迹、学术思想、学术经验及学术成就对进一步弘扬祖国医学，发扬岭南中医药文化特色，促进广东中医药强省建设，造福子孙万代应是一大贡献。"医家系列"限于篇幅，无法收载所有众多医家，我们也只能选择其中有代表性且资料较全的部分名医名家整理成册，但从中也可窥见岭南医家概貌，彰显岭南医家风范。

《岭南中医药文库》（以下简称《文库》）的编辑、出版，是一项庞大的系统工程，对中医药行业来说是前所未有，史无前例的。由是，我有幸肩负组织、编写"医疗"和"医家"两大系列的重任，深感责任重大和职责所在，虽已逾耳顺之年亦不敢苟且偷闲。在广东省中医药局和广东科技出版社的重视与关怀下，参与两大系列书稿资料搜集、整理、撰写者更有数百人所付的心血；医院领导统筹兼顾，合理安排人力，审核资料，更是本套《文库》出版的保证。广东科技出版社编审人员为本《文库》立项、策划、编辑、出版费尽心思，工作孜孜不倦、刻苦认真，终让《文库》能与读者见面！

有缘具体组织编写《文库》两大系列工作，幸甚！幸甚！是为此文。

2008年12月

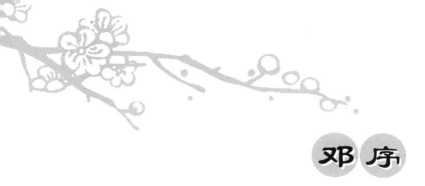

邓序

　　《礼记》有"医不三世，不服其药"之说，强调医学必须注重实践经验。但经验须借理论加以总结提高，用之临床才能卓有成效。盖中医重在辨证论治，讲究理法方药。临证治病，有理而后有法，有法而后有方有药，如是才能切中肯綮，去顽疾而起沉疴。故历代只有学识与经验俱丰者，才能膺名医之美称，而能熔理论于经验之中，又能将经验升华为理论者，尤为难得。

　　林君建德教授，出身中医世家，家学渊源，冲年即对中医经典多所涉猎，尔后又就读于上海中国医学院，专攻岐黄学术，故学识渊博，理论精深。多年来任职于广州中医学院，从事中医医疗、教学及理论研究工作，经验丰富，成果卓著。于内科临床，积近五十年之丰富经验，善于运用中医理论分析病机，探究病理，制方遣药不拘一格而理法尽蕴其中，故论医治病，多有独到之处，堪称当代名医。

　　予与林君共事多年，对其内科学术经验多所了解，赞佩之余，每劝其整理成书，以弘扬中医学术而饷后学，林君亦颇有此志。惜其晚年因忙于中医辞书编纂，竟至积劳成疾而长辞人世。今林君之贤哲嗣及高足，为竟师志，将其生前有关内科之医疗学术经验整理成书。余有幸得读书稿，见其中不仅荟萃林教授生平医疗经验之精华，且亦体现其"经验出自理法，理法融于经验"之学术风格，足以启示后学，实为内科临证不可多得之参考书籍，爰为之序。

邓铁涛

1990年9月20日

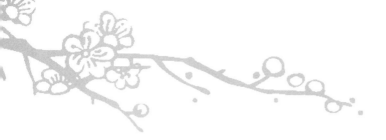

目　录

医家小传

广东省名老中医林建德教授（1917—1985年），广东潮安人，出身中医世家，乃翁林葆生君，为当地名医，长年悬壶潮州、汕头等地，医望颇著，曾于鮀岛开办中医药讲习所，主持出版《汕头医药》月刊。林建德教授幼秉庭训，家学渊源，少年时期即在葆生翁指点下，习诵《黄帝内经》《难经》《伤寒论》诸经典，课业之余，不仅侍诊翁侧，并常协助抄写医学讲义或稿件，日积月累，尚未专门习业，已经培养了扎实的中医基础，克绍箕裘而颇得家传之秘。

林建德教授幼而聪颖，长而勤奋，中学毕业后，先就读于广州光华医学院，后来负笈沪上，考入上海中国医学院，师从谢利恒、陆渊雷等中医名家，乃焚膏继晷，努力钻研，术业精进，深受师辈器重。其间曾以学生身份参与《中国医学大辞典》的编写，协助收集、整理资料，初步奠定了中医学术根基。学成，适抗战爆发，归家路杳，因而寓医沪上，悬壶济世。1939年冬因家庭变故，遂不顾战火纷乱，辗转返回潮安故里，以医为业，服务乡梓。翌年，葆生翁因战祸忧患，病逝于香港。林建德教授作为长子，全家老少近十口，生计负于一身，战乱饥馑之际，单凭行医谋生，实属不易。另方面亦受当时"乡村教育"思潮影响，故抗战期间迄至新中国成立前夕，曾几度在当地学校谋得教职，担任教员以至小学校长，甚至一度远赴安南西贡任教，但期间一直未曾脱离医业，教书育人之余仍为闾里乡亲行医治病。

新中国成立初期，先生尚执教业于潮安乡梓，担任小学校长、教导主任、区教师联合会副主席等职，教务之余仍兼行医事，治病救人。1953年，林建德出于对中医事业的热爱以及职业本能，遂响应政府"技术归队"号召，辞去教职，专业行医。由于医术精良，临床尤以内科杂病、小儿急症见长，每逢重痾顽疾，辄以平稳方药取效，故医名日著，门庭若市，患者接踵而来。1955年林建德加入了中医联合诊所，1958年转入卫生院，一直是单位内的业务骨干。1958年9月，林建德由当地县政府推荐至广州中医学院师资班进修。

潮州素有滨海邹鲁之称，中医文化厚重，林建德教授久隐乡曲，能够脱颖而出，成为一代名医，既有其家学渊源，亦因深具医学理论功底和丰富临床实践经验之故。其被荐至师资班进修时，正值中医开始实行正式高等教育。当时广州中医学院甫建未久，对于师资培养颇为重视。林建德教授在进修期间刻苦钻研中医学术理论，并受派带队至博罗县参加救灾医疗工作，工作中其理论与临床实际更臻完美结合而相得益彰，成绩卓著而多次受到表扬与奖励。进修一年结业之后，随即奉派赴广西作为骨干教师，帮助开办西医学习中医高研班。林建德教授具有深厚学术底蕴而又理论联系实际，故就读学生年资虽高，先生之讲学仍然深受欢迎，其所编《中医诊断学》教案亦备受好评，被选送为全国中西医结合会议的交流材料。

广西西医学习中医高研班办班结束之后，林建德教授返回广州中医学院，一直任教于内经教研室（"文化大革命"期间并入中基教研室），讲授《黄帝内经》《中医基本理论》《中医诊断学》等多门课程。更加着力探究中医学术真谛，发煌《黄帝内经》精义，并用以指导临床辨证论治疾病。1965年，林建德教授受派往兴宁地区参与流行性乙型脑炎防治工作，治疗乙型脑炎200多例，因效果卓著而于1966年代表广东省出席在上海举行的全国乙型脑炎防治工作会议。

"文化大革命"开始以后，社会动荡，学校正常教学、医疗秩序被破坏，不少人或者忙于"革命"武斗，或者闲散而无所事事。但林建德教授秉热爱中医事业之衷心，追求真理、研究学问之精神，仍视学术研究及临床诊疗为己任，响应毛泽东同志"中国医药学是一个伟大的宝库，应当努力发掘，加以提高""古为今用，洋为中用"等号召，把大量的时间和心血灌注于中医学术著作的编著，除了积极参与中医医疗和以培训"赤脚医生"、中医人员等为方式的办班教学活动外，尚担任广州中医学院基础理论编写组组长，主编或参与编著《中医临床方药手册》（1969年）、《中医急症手册》（1970年）、《西中班教材》等多部中医著作及教材，并与学院中数名志同道合的同事，共同编写在当时来说是第一部系统整理中医学理，能够切实指导中医和中西医结合临床，兼具教材和临床参考作用的专门著作——《中医学新编》，该书1971年出版后，风行全国，洛阳纸贵，多次印刷而逾百万册。此书后来改编为《新编中医学概要》而作为西医学习中医的教材和参考书，印数亦达数十万之多。

林建德教授对中医事业的最大贡献，在于中医辞书的编纂，先生为新中国中医辞书编纂工作作出开创性贡献。早在20世纪70年代初期，即着手主编已经初具中医辞书规模的《中医名词术语选释》一书，该书1973年出版后，深得业内相关人士的赞许与重视，其后更被评为科研一类成果。林建德教授因此出席1978年全国科学大会并获先进个人奖。20世纪70年代中后期，卫生部指定广州中医学院和中医研究院共同组织《简明中医辞典》《中医大辞典》的编纂工作，林建德教授作为主编成员，参与统筹组织工作。作为中医基础理论编写组组长和主要撰稿人，林建德教授灌注全副心血，撰写词目1 200多条，并亲自对《简明中医辞典》（1979年出版）及分册出版的《中医大辞典》中的《中医基础理论分册》（1982年出版）词目加以修订审定。《简明中医辞典》和《中医大辞典》的编纂、出版在中医辞书事业和中医学术方面具有划时代的意义，林建德教授作为图书的主编，于1979年和1980年分别获广东省科学大会先进奖和广东省高教系统科技二等奖。

"文化大革命"结束后，中医教育事业逐步走上正轨，林建德教授备受鼓舞，热心投身于中医教学、临床和学术研究之中，担任广州中医学院中医基础教研室（包括中基、内经、伤寒、温病等学科）副主任。其学术水平和丰硕的学术成果亦得到学界和社会的高度认可。1978年，林建德被评定为副教授和首批中医研究生导师，同年被授予"广东省名老中医"称号，遴选为广东省第四、第五届政协委员，并先后担任中医学会广东分会理事、广东省学术鉴定委员会委员、广州中医学院学术委员会委员。1979年，内经教研室独立成编之后，林建德教授担任教研室主任、顾问。1983年，经广东省高等教育局审批，晋升为教授（教育部延至1986年才审批）。

林建德教授治学认真专注，殚心竭力，多年来除了担负大量教学、医疗任务之外，更把全副心血和精力都灌注于中医辞书和学术著作的编著之中。由于劳累过度，积劳成疾，自20世纪70年代中期，身体健康状况已经每况愈下，但仍长期带病坚持工作。1979年以来，除了担负大量的本科、研究生、进修班的内经教学任务并培养多名研究生之外，尚担任《医学百科全书·中医基础理论分卷》（1989年出版）副主编、《实用医学辞典》（1986年出版）中医词目编写组组长，并亲自撰写大量词条。然而，林建德教授未能亲睹这两本著作及《中医大辞典》（合订本）的出版，病魔缠身、过度劳累，毁坏了林建德教授的生命根基，在走完近70年的坎坷人生历程之后，于1985年12月20日清晨在安睡中溘然与世长辞。

林建德教授生于忧患，观其一生，可谓与中医同命运而屡历磨难：青壮年时期正值国难方殷、兵燹灾乱频仍，中医备受摧残而风雨飘摇之际，虽具献身中医事业之志向而途路坎坷，难有作为，然仍矢志不渝，视弘扬中医学术，治病救人为己任，以其卓越学识、精湛医术而为一代名医，不仅医疗、教学、学术研究三者俱精，其在中医辞书编撰中筚路蓝缕，更为弘扬、发展中医学术做出突出贡献。惜其晚年虽然生活稍为安定，业绩亦已展现，但因认真执着，为中医辞书编纂和人才培养耗尽精力心血，未享遐龄而长辞人世。呜呼！哲人其萎！先生虽逝，其精神、其业绩，备受敬仰而堪为后学师范！

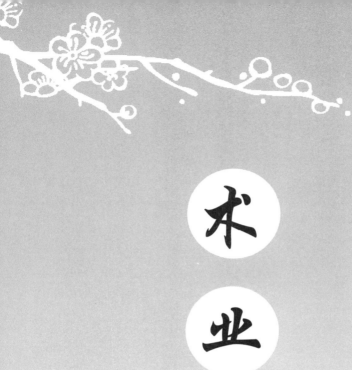

术业精粹

林建德教授一生致力于中医学术，治学、从医，态度认真严谨。他远攻《黄帝内经》《难经》《伤寒论》《金匮要略》，近研后世各家学说，学识渊博深邃，医理通彻，以其学验俱丰、造诣精深，故能肩负中医辞书编纂之重任，并作出突出成就和贡献。然林建德教授治学之初衷尚不在于辞书编纂，而是为了精于临床诊治疾病，晚年之所以致力于中医辞书编纂，乃因时代需要，因缘际会，而成就一番事业。悬壶济世，治病救人乃其夙愿并躬行终身。林建德教授之所以医术高明，疗效卓著，正在其根基深厚，博览群书而深明医学理法，并擅长用以指导临床。综观林建德教授医疗学术经验，可以总结为如下几方面：

一、解析经典精义，切实用以指导临证治病

林建德教授平生致力于中医理论研究，以其深厚的语言文字功底而对以《黄帝内经》《难经》《伤寒论》《金匮要略》为代表的中医经典有娴熟的掌握和洞彻的理解，而且擅于解析其中精义，理论联系实际，运用其理论精华以指导临床辨证论治。他常教导学生："欲通医理，必须先通文理，然通文理的目的在于懂医理。学习经典，必须深入领会其精神实质，然后切实用以指导临证治病。"

"攻邪不失机，扶正重脾肾"就是林建德教授研读《黄帝内经》多年而得出的深刻体会。林建德教授认为：《黄帝

内经》有"百病皆生于风寒暑湿燥火,以之化之变"之说,说明邪气是致病的重要因素,既是致生疾病的主导原因,又最能伤害人体正气。"邪之所凑,其气必虚"一方面指出邪气可乘正气之虚而入侵为病,另一方面亦说明邪气侵犯人体以后更伤正气而致虚。因此,攻邪不仅能够祛除致病因素,亦是保存正气的重要手段。治疗疾病,特别是外感疾病,祛邪常是第一要务,应该果敢及时,不失机宜,若犹豫不决,坐失时机,待至正气已为邪气所伤而衰败,则欲攻不可,欲补不能,进退失据而难于筹措矣!《素问·标本病传论》的"病发而不足,标而本之,先治其标,后治其本",就是教导人们对于正气已虚而又感邪的患者,必须及时祛邪以治其标,然后再从缓补虚以治其本。正虚感邪犹尚如此,正气未虚者更加不在话下。历代对《黄帝内经》攻邪之法体会最深者,当推张从正,其在《儒门事亲》中强调说:"夫病之一物,非人身之素有也,或自外而入,或由内而生,皆邪气也,邪气加诸身,速攻之可也,揽而留之何也?"其所谓"圣人止有三法,无第四法"的"汗吐下三法该尽百病诠"之说,虽然未免言之过偏,但强调攻邪的重要性,却甚有启发意义。林建德教授正是基于对《黄帝内经》理论的深刻理解和正确运用,故在20世纪60年代防治流行性乙型脑炎中果敢采用大剂清热解毒、凉营开窍的祛邪方法而取得良好效果。而其在潮安乡里以治疗小儿急症见长,亦是明瞭小儿急症乃多因感邪所致,且稚阴稚阳之体,不耐邪侵,更需以及时祛邪为要务,俾邪去正安而病即可愈之理,故往往药到病除而享誉乡曲。

至于"扶正重脾肾",亦是林建德教授多年研读《黄帝内经》《难经》等经典而得出的经验。扶正常须用补,尽管补法有补阴补阳、补气补血之不同，但林建德教授认为舍脾肾二途而别无良径。盖《黄帝内经》强调脾胃为五脏六腑之海，后天生化之源，营卫气血之所从出，"治中央常以四时长四脏"，脾气旺盛则气血化生有源，五脏六腑得其沃养而不衰，故不论察色诊脉以至判断病情进退、死生吉凶，一以胃气有无盛衰为依据，重视脾胃之理自不待言，后世因此而有"脾为后天之本"之说。况脾主运化，各种补益药食非经脾胃的受纳消化、吸收输布，何以致达全身以发挥其扶正补虚作用？《黄帝内经》又认为肾藏精气，肾气主宰人一生的生长壮老及生殖发育过程，肾精为元阴元阳之宅，因而有"先天之本"之称，又有"久病穷必及肾"之说，补肾填精实为固本扶元之大法。金元时期李东垣创脾胃论，树补土派之大帜；明代命门学派崛起，温补命门更成时尚；该两派对于补虚之法，贡献可谓宏巨。但后学者每持门户之见，以致有"补脾不如补肾""补肾不如补脾"等说互相攻讦。其实补脾与补肾各有所宜而无抵牾，一般而言，对气血亏虚者，扶正固当以补后天脾胃为主；而对于阴阳亏损者，则扶养、培补肾精、肾气更为要务；至于阴阳气血俱虚，又每当脾肾双补而不可偏废。林建德教授由于洞彻《黄帝内经》至理，又善于吸纳各家精华，故擅用调补脾肾之法治疗虚证而收良效。例如其治肺气虚衰、肾不纳气的老年咳喘证，往往以朝服六君汤补土生金、晚服加味都气丸补肾填精纳气为治，效果颇著。

又如《黄帝内经》有"散者收之"之说，但只是在讨论治病法则中简单论及，林建德教授深研经义，认为是对收涩法的高度概括，其针对的病机关键是精神气血的耗散亡失，不仅适应于虚汗、滑精、遗尿、久咳、虚喘、脱肛、崩漏诸证，亦包括心气不固、心神不守的惊悸怔忡以至元气散越的亡阳虚脱等，补益收敛以巩固脱越耗散的阴阳气血是其要领，并从益气敛汗、敛肺止咳、纳气定喘、潜镇安神、补肾固精止遗、固经治崩、固肠止泻，以及益气养阴、回阳固脱等多方面加以深入、具体发挥，写成专论以启迪后学。他经常教导学生：对于经典中的这类理论观点，必须深刻理解领会其精神实质，同时联系临床举一反三，既灵活运用以取效，又通过实践以验证其理论的正确性，学习才有实际意义。如果只是为了装点门面，炫耀学识，则往往只得皮毛而不能得其精髓，徒具虚名而不切实用。

二、融汇众家学说，自成一家风范

林建德教授治学，博通古今，他认为中医是一门实践性甚强的医学科学，其理论来自医疗实践经验的升华与总结，两千多年来众多医家通过不断的临床探索和经验积累，创建诸多学术理论，形成各家流派，从不同角度和侧面丰富、完善中医学术，构建了博大精深的学术体系。临床上对于各家学说，必须汲取众家之长而不可拘泥偏执，治病才能精准协洽而不致偏误。他曾针对学界中经方派"尊经复古"和今方派"古方不能治今病"之说而提出："经方、时方各有所长，医者应兼而有之，选而裁之，总以适病为宜而不可拘执偏废。"例如他根据岭南环境气候和人群体质特点，治于外感热病常多选用温病时方，但柴胡、白虎、承气诸方亦常根据病情辨证选用。而对于内伤杂病，林建德教授虽喜应用理法比较谐洽的时方，但亦认为《伤寒论》《金匮要略》的经方，如大小建中、大小柴胡、大小陷胸、大小青龙等，以及白虎、承气、四逆、麻黄、桂枝、大黄牡丹皮汤诸方，组方严谨，用药精当，如果辨证准确，方证相符，果敢使用，效果颇著，故亦常用于内科杂病的治疗，往往药到病除而收显效。

对于学术界有关伤寒温病的学派之争，林建德教授则认为两者都是前人辨证论治外感热病的经验结晶和理论精华，其学术观点的不同，乃因时地环境及医疗经验差异所致，各有所宜而不互相抵触，可以互相借鉴、互相羽翼而不可互相攻讦、互相排斥。即使南人外感，该用麻黄、桂枝之类辛温解表的伤寒方亦不应忌讳，何况麻杏石甘、大小柴胡等辛凉解表之剂。金元四大家之论亦应如是看，滋补养阴可宗朱丹溪，补脾益气当师李东垣，攻邪祛积又当法则张子和，擅取众长而不存门户之见，则临证运用可以得心应手而进退自如，中医因人因时因地制宜原则亦得以贯彻落实。

林建德教授对于中西医结合亦持这种态度。他认为中西医学是两种不同医学体系，各有所长，相对而言亦各有所短，临床上可以取长补短，互相借鉴、互相配合而不要互相否定、互相排斥，但具体运用必须有机结合而忌盲目拼凑、大包围式的双重用药，否则非唯浪费药物，且亦常致互相牵制而于病不利。如20世纪60年代乙型脑炎流行时，他下乡巡回医疗，见到高热抽搐严重患者，常在大剂中药清热解毒、熄风止痉的同时，辅以适量降温、补液或者解痉镇静西药，以达到迅速控制病情，减少后遗症而提高治愈率的目的。但对于西医已经采用深度冬眠疗法者，则不主张并用中药，认为此时患者机体已经处于抑制状态，口服药物难以吸收发挥药效，勉强应用非但无益于病，反有回流窒息之弊。这些见解，都是来自对中西医学特点以及对具体病情的深入思考而得出的真知灼见。

林建德教授临证治病，不为前人印定眼目，擅取众长而又有独立见解，每在前人学术经验的基础上推陈出新，因此既学有所本又能自成风范。例如对于小儿夏季热（疰夏），一般均认为病属气阴不足而多以王孟英清暑益气汤为治，林建德教授既认同此证乃因正气虚弱、体温调节失常所致，但有一些先天肾元不足的病孩，不仅气阴不足，肾阳亦已虚惫，故提出"气阳不足"的病机辨证，在益气生津的基础上加入熟附子、巴戟天温补肾阳，龙骨、桑螵蛸潜镇固敛，使阴复阳潜而虚热得退，果然效若桴鼓。

方剂是中医直接用于临床治病的独特方式，历代医家在长期医疗实践中创制了大量方剂，成为中医药学的一大宝库，为后世临床辨证用药提供重要的指导和直接应用资料。但方有定式而病常因时、因地、因人而变化多端，故林建德教授强调对于成方必须善于加减化裁，灵活运用，才能切中肯綮，恰中病情，他常说："善用方者，师其意而不泥其方，只有深究前人制方立法之理才能别出心裁，自我作祖。"因此，他治病既以前人成方为基础，又灵活加减化裁，甚至另组新方，以求药能对证，方能愈病。例如哮喘一证，林建德教授在辨证论治时，对于寒痰阻肺而致喘者，宗小青龙汤法，用麻黄、半夏、干姜、细辛、五味子温通宣肺豁痰以平喘，但因病属宿痰内发，若外感症状不明显，则常去原方之桂枝、芍药，加杏仁、苏子以加强化痰降气平喘作用。同样，对痰热哮喘，常以麻杏石甘汤为基础加桑皮、黄芩、葶苈子等以增强清热豁痰平喘功效；对脾肺气虚而哮喘发作者，则常以六君子汤加鹅管石以温摄肺气，旋复花、苏子、杏仁等以宣降平喘。而对于肺肾两虚、肾不纳气者，则自制方剂，以淫羊藿、仙茅、五味、川断、熟地黄、胡桃肉、鹅管石、紫河车、白果诸药以补肾纳气，由于该方药性平稳而补肾之中兼能摄纳，对肾不纳气的慢性哮喘或老年肺肾两虚喘证患者，长期服用，效果颇著。

林建德教授这种对待中医学术既师法前人又不墨守成规，既善取众长又自我作祖的态度，贯串于内科杂病的辨证论治之中，既是其临证取效显著快捷的重要原因，亦体现了他在继承的基础上发扬创新中医学术的思路和态度。

三、论医治病，重气化而不重形质

林建德教授论医治病重视理法，认为医要精于术，必先明于理。然中医理论极为渊博，要明其理法，必须解决一个基本认识，即掌握中医"重气化而不重形质"的学术特点，若从形质去看待、研究中医学术，则易入歧途。盖因中医理论是古代医家运用格物致知、取象比类的方法，以当时哲学上的阴阳五行、精气等学说总结医学经验而形成，因此与西医的重形质、重解剖不同，擅于从功能角度入手，运用气化理论认识人体生理病理，指导临证治病。只有掌握这一学术特点和思维方法，才能理解中医的生理观和疾病观而得其学术真谛。林建德教授这种学术见解不仅贯串于中医理论研究工作，亦体现于其临证辨治疾病的过程之中，他治疗内科杂病，既善于按气机升降出入之理调整脏腑功能，又每妙用阴阳互根、五行生克法则处方遣药。

例如，"痰"是中医包罗甚广的病理概念，既有贮藏于肺系，经口、鼻咯出的痰液，亦包括凝练聚结于肌肤的痰核，甚至还有流窜走注于经络而无形可见的风痰流注，前人因之有"百病多因痰作祟"之说。林建德教授认为：不论何种顽痰、怪痰，总因人体气化功能失常，因而津液代谢障碍，异常积聚而致，故治痰必须调理气机，气机和顺则津液流通，代谢正常而痰自消散。但肝主疏泄，肝气不调，疏泄失职则气机郁结而津聚痰凝，故调气之关键又在于疏肝，肝气舒通则气顺痰消而病可除。基于这一见解，林建德教授治中风风痰阻络除了用通络化痰药外，常加入郁金、枳实、天麻、川芎、地龙之类理肝调气药；治痰核流注则在化痰、软坚、散结的基础上配合选用柴胡、香附、夏枯草、连翘等以疏肝理气；对于一般支气管炎见咳嗽气逆、痰黏难以咳出者，则每在二陈汤的基础上加入枳壳、郁金、丝瓜络等理气通络之品，甚至迳用青黛、海蛤壳清肝凉肝，散结化痰。由于林建德教授善于运用气化理论，从调理无形气机着手，消散有形的痰饮结核，故用药后，往往气顺痰消而病情得以控制或明显改善，"治痰须理气"亦成为其临证的一项重要的经验体会。

又如对于中风后遗症，临床治疗难度颇大，往往迁延不愈而成痼疾，世人每喜用王清任补阳还五汤以补气行血，临床既有效果良好亦有收效不甚明显者。林建德教授则根据对中风病机的深入研究，并结合多年临证体会，认为中风手足瘫痪的机理并不止于气虚血瘀、痰瘀遏阻经络而致气血郁结不通，亦是造成肢体瘫痪的重要原因，并根据阴阳气血升降理论，提出"左（瘫）究肝与血，右（瘫）治痰与气"的见解，盖因中医认为肝主血，其气从左而升；肺主气，其气从右而降。故治中风偏瘫当审其脉证，左瘫者以气虚血瘀为多，当从血分论治，补气调肝以行血，适当兼顾化痰通络；右瘫者以气滞痰阻为多，当从气分论治，理气化痰以通络，亦须兼顾活血和血。林建德教授将这一见解用之于临床辨治中风后遗症，每每收到得心应手的效果，如其于1981年5月在深圳治疗罗某一例，即秉此立法用药而奏效：该患者西医诊断为缺血性脑血管意外（脑血栓形成），经抢救后神识基本恢复，但右侧肢体瘫痪无力，不能自主抬举活动，言语謇滞含糊不清，服补阳还五汤多剂并未见效，遂请林建德教授会诊。林建德教授见其为右瘫，且脉弦滑，舌质红胖而舌苔厚腻微黄，乃用僵蚕、胆南星、天竺黄、郁金、枳实、远志、瓜蒌皮、地龙等理气化痰为主，少加桃仁、红花、丹参活血祛瘀为辅，前后加减服药7剂，手足渐见有力，言语渐清晰，继续调治而病情向愈。

由于辨证治病擅用阴阳气化理论，因此林建德教授治疗不少疑难疾病，如胃十二指肠溃疡、脑血管意外、急性黄疸型肝炎、肺结核、小儿惊风、妇女月经不调等诸多病症，处方用药看似平淡简单，但由于切中病机，故常能收到显著疗效。

四、辨证为要，辨病为先

林建德教授临床论治疾病，强调既须辨证，又当识病。盖中医的学术特色表现于临床就是辨证论治，而辨证又是论治的根据。只有辨明不同个体在疾病不同阶段的证候特点和病机本质，才能因人因时因地正确施治，同病异治、异病同治的法则才能付诸实施。而一般人均认为西医的特色是辨病，中医的特色在于辨证，其实辨病也是中医临床的一个重要环节。中医对病名的认识，有的与西医相同，如麻疹、天花等，一些则与西医截然不同，如伤寒、温病等，按照中医的理论辨识这些疾病是临床的重要环节。林建德教授一贯来强调必须先辨病再辨证，因为能够正确辨清病种就能够掌握疾病的基本性质、发病趋势，例如过去对天花和麻疹有"痘（天花）前麻后"治疗不同之说，天花在透发之前必须补气血，以托毒外出，透发之后则必须凉血解毒，以清痘毒；麻疹未透发之前需辛温或辛凉透疹外出，后期疹出之后，正气虚尚需益气养阴助正气以清余毒，两者补与清一前一后法度不同，辨病准确则能把握得当，清补有序。

辨病的过程中，需辨别中西医病名的区别和联系，并以中医理论辨识疾病，指导治疗。如中医的伤寒，作为一类以症候命名的疾病，与西医所言之由伤寒杆菌引起的伤寒（肠伤寒），又是不同的疾病，一般不可以中医治疗伤寒的方法治疗西医的伤寒（肠伤寒），而肠伤寒的治疗，更多是应用温病的治疗方法。其他内科杂病，很多亦是如此。如《黄帝内经》所言"癫疾"是指"癫痫"而非精神错乱的精神类疾病，治疗上亦是有所不同。

但中医更鲜明的特色，在于辨病的基础上进一步辨证。因为辨病只是对疾病比较固定的总体属性的辨识，辨证则是对疾病在特定时间、特定的地理环境（环境条件），特别是特定患者的特定体质的反映，它以症候群表现为辨识要点。所以有一病多证或者异病同证，证同则治亦多同或近似，即使病不同，证候相同，治疗方法亦可以相同，亦即同病异治、异病同治。如在《金匮要略》中就有肾气丸治疗消渴、虚劳、痰饮、咳喘的做法。通过辨证，中医的因时、因地、因人制宜才能落实，特色才能发挥。离开辨证，单纯辨病，则往往无法准确抓住疾病发展过程中某一特定阶段的具体变化特点，而做出精准的判断和治疗。在辨病基础上的辨证，正是中医与西医的不同之处及优势所在。

林建德教授在临床上坚持辨病与辨证相结合的原则，因而能准确把握疾病的性质和特点，从而做出正确的用药和治疗。例如林建德教授在治疗小儿夏季热（疰夏），在辨清小儿夏季热是一种功能性失调疾病的同时，又根据不同患儿的体质特点及当时的气候环境条件，在前人气阴两虚辨证的基础上，提出"气阳两虚"辨证，大胆运用温肾固摄、培补元气的方法而取得良好的治疗效果。

五、以和为贵，以平为期，用药平稳精准，法度分明

林建德教授娴熟中医理法，在精准辨病与辨证的基础上，确立治疗法则，制订治疗方案。他认为人体是一个有机整体，调和、稳态是正常健康的标志，疾病就是因为人体这种和谐、协调关系受到破坏，治疗的最根本目的就是恢复和重建人体的这种和谐、协调机制。用《黄帝内经》的话来说就是"谨察阴阳之所在而调之，以平为期"。因为"人生有

形，不离阴阳"，调整人体内环境就是调整整体阴阳平衡。

　　林建德教授又认为，中医药治病的特点是"以（药性之）偏调（病情之）偏"，因此处方用药必须按照药物的四性五味有理（药理）有法组织理法方药严谨的复方以发挥其整体治疗作用。故其临床治疗用药轻清灵活以拨动整体阴阳气机，既反对大剂量的呆补峻补，亦不主张"剑走偏锋"，为标新立异而用峻烈药物铤而走险。如其治疗慢性胃脘痛，认为本病多脾虚肝郁，胃气不通，故治疗多用六君子汤、小建中汤等甘缓健脾方药加佛手、白芍等以理气养阴，以平调脾胃阴阳。至于吴茱萸汤、附桂理中汤等辛开苦降方药在非必要的情况下则较少用，盖因久病脾胃虚弱，阴阳易致失衡偏颇，必须平和以从缓收功。又如对于急性热病，病情急重而变化快者，林建德教授则在准确辨证的前提下制订方药，然后在密切观察的情况下根据病情适时加减调整，务求中病即止，不致过用损伤阴阳正气。故其于20世纪六七十年代治疗乙型脑炎，用大剂白虎汤以清泻气分火热，但煎成之后常分次服用，并根据病情变化调整服药量或适当加减，以求切中病情而不致过量伤正。对于小儿肺炎用麻杏石甘汤或小青龙汤，亦常将汤药煎成后分为数剂，每2～3小时服用1剂，中病即止，或改服他方。

　　由于林建德教授强调遵循《黄帝内经》"（无）虚虚，（无）实实，（无）致邪，（无）失正"的原则，顾护正气的前提下祛除邪气，故效果显著，即使收功较缓，但稳妥扎实，不致因治疗用药的偏颇而伤害病中虚弱正气。

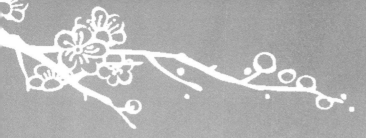

临

证

一

得

　　林建德教授生平不仅致力于中医理论研究、人才培养和辞书编著，而且长期坚持于临床第一线，发挥中医传统特色以扶危解厄、治病救人，积累了丰富的临证经验。本篇所整理为林建德教授治疗内科疾病的临证经验，按常见病证分篇论述，每篇先于"概说"部分概述其对所论病证及病机之简要认识；"辨证要领"部分说明该病证的诊断、辨证要领；"分型论治"部分则按该病之常见证候类型及主要证候表现，介绍林建德教授分型论治该病证的方法和常用方药；"诊治要诀"部分则载述其诊治该病证之经验体会；末附"备用成方"，则选录一些其认为比较适应于该病证或疗效比较确切和显著的方剂，以供临证时参考选用。笔者希望，通过上述总结整理，能够体现林建德教授诊治内科疾病时"四诊合参，辨证审机，因证立法，依法选方，据方遣药，随症加减"的临床风格和学术经验，为读者提供有益的参考。

　　"处方举例"中所载之用药剂量，原来整理时是用市制"十六两"制标载，兹按市制每钱合公制约为3克转换，一律改用公制标出。"备用成方"部分则不载用药之剂量，读者可按病情斟酌取定，必要时亦可根据所附方剂出处等线索查阅原书。

一、咳　嗽

（一）概说

　　咳嗽是肺和肺系的主要病证之一。肺上连咽喉，开窍于

岭南中医药名家林建德

鼻，主诸气而司呼吸，外合皮毛，宣行营卫而主一身之表。其脏清虚娇嫩，不耐寒热，六淫外侵，首先犯肺，可使肺失清肃而生咳嗽。肺朝百脉，为脏之长，五脏华盖，脏腑病气亦可累及于肺，使肺气失宣而咳嗽，故《黄帝内经》有"五脏六腑皆令人咳"之说。

咳嗽作为以症状命名的病证，临床上常见于感冒、肺痈、痰饮、肺痨等病，包括现代医学的急慢性支气管炎、咽喉炎、支气管扩张、肺脓疡（肿）、肺气肿、肺结核以及肺肿瘤等多种疾病。咳嗽不已，可因热郁、痰阻而见肺闭喘逆；或因久咳伤气而见肺胀喘逆，甚则累及心脏。新嗽不愈，亦可酿成久嗽，反复发作。

（二）辨证要领

咳嗽必须从病的新久，先分清其为外感咳嗽或是内伤咳嗽，然后辨其寒热虚实。

（1）新病咳嗽，伴有寒热、头痛、鼻塞或流清涕等表证者为外感，初起多属实证，应辨明风寒、风热、燥、湿等病因。

（2）咳嗽较久，或反复发作，无外感表证者多属内伤，宜按痰、声、气及其他证候辨别其性质及脏腑虚实。肝、肾、肺阴亏虚者多干咳少痰，脾肾阳气虚衰者每痰多清稀，亦有湿痰内阻者，则咳声重浊，痰多黏稠。

（三）分型论治

1. 风寒咳嗽

常见症状：咳痰清稀色白，易咯，咳声较清亮，可伴见恶寒发热、鼻塞流清涕、喉痒等症，舌苔薄白，脉浮而兼弦紧。

病机分析：风寒束表，肺卫受伤，清肃失常，肺气上逆。

治疗法则：辛温宣肺。

处方举例：紫苏叶10克，荆芥穗10克，化橘红6克，北杏仁10克，法半夏10克，生姜10克（3片），生甘草6克。

加减法：恶寒无汗加麻黄6克；呕吐加藿香10克、枳壳10克。

2. 风热咳嗽

常见症状：咳嗽不爽，痰黏色黄，咽干喉痒或微痛，口干渴，可伴有发热微恶风等，舌红苔黄，脉浮数。

病机分析：风热犯肺，肺受热扰，宣降失常。

治疗法则：辛凉宣肺。

处方举例：桑叶12克，菊花12克，北杏仁10克，连翘12克，薄荷5克（后下），苦桔梗10克，牛蒡子10克，白茅根20克，甘草5克。

加减法：口渴加天花粉10克；痰多加浙贝母10克；痰稠难咯加冬瓜仁15克、瓜蒌仁10克；热盛或化火桑叶改桑白皮15克，并去薄荷加黄芩10克、芦根20克、鱼腥草20克；咽喉肿痛加板蓝根15克、玄参12克、射干12克；咯血、鼻衄去薄荷加藕节12克、生地黄18克、玄参10克；挟暑加香薷6克。

3. 燥咳

常见症状：干咳无痰，或痰少黏稠而带血丝，口干咽燥，或喉痛，便秘，舌红或绛，苔薄干燥。

病机分析：燥邪伤肺，肺津受灼，肃降失常，气逆而咳。

治疗法则：清燥润肺。

处方举例：桑叶12克，北杏仁10克，沙参12克，麦冬10克，浙贝母10克，枇杷叶12克，梨皮12克，润玄参12克，生甘草6克。

加减法：痰稠难咯加郁金10克、瓜蒌仁10克；咯血加茜草根10克、旱莲草12克、白茅根20克；挟肝火加青黛6克、海蛤壳15克；咽痛加土牛膝30克；音哑加木蝴蝶6克、玉竹15克；大便燥结加火麻仁15克、瓜蒌仁12克。

4. 痰火咳嗽

常见症状：呛咳面红，声亢气粗，咯痰黄稠，咽喉干燥或痛，甚则咯血，烦躁口渴，便秘尿赤，舌红苔黄，脉数而滑。

病机分析：肺胃湿热，酝酿成痰，痰浊扰肺，致生咳嗽。

治疗法则：清热化痰燥湿。

处方举例：法半夏10克，制陈皮5克，白茯苓12克，炒枳壳10克，姜竹茹10克，川厚朴8克，生甘草5克，黄芩10克，前胡10克。

加减法：痰多气逆加炒苏子8克、炒莱菔子15克；热盛加桑白皮15克、川贝母6克；胸闷泛恶加砂仁壳6克、藿香10克。

5. 痰湿咳嗽

常见症状：咳声重浊，痰多灰白，动则嗽作，面色黯滞，胸脘痞闷，腹胀便溏，舌淡而胖，苔腻，脉弦滑。

病机分析：脾肺气化功能低下，水谷不能正常化生精微，湿浊蕴积，"聚于胃，关于肺"而为咳。

治疗法则：健脾燥湿，化痰止咳。

处方举例：党参12克，茯苓15克，白术12克，炙甘草6

克，陈皮6克，法半夏10克，苏子12克，炒莱菔子15克。

加减法：痰浊较甚加白芥子6克、前胡10克；腹胀加砂仁壳6克、厚朴8克；气滞便秘加枳实12克、厚朴10克、青皮8克。

6. 寒痰咳嗽

常见症状：咳嗽气逆，痰多稀白，形寒怕冷，遇寒即发，舌暗苔白滑，脉沉迟。

病机分析：阳气虚衰，肺脾肾气化功能低下，水饮运化不利，化为痰饮，上泛于肺而致咳。

治疗法则：温阳宣肺化痰。

处方举例：麻黄6克，桂枝8克，细辛3克，干姜6克，法半夏10克，白前10克，五味子6克，橘红6克，炙甘草6克。

加减法：痰饮较盛，咳逆喘息加白芥子6克、炒苏子8克、鹅管石12克；便溏或小便不利加茯苓12克、白术10克。

7. 阴虚咳嗽

常见症状：咳嗽夜剧，咳声嘶哑，痰少胶黏难咯，可伴有低热或潮热，五心烦热，口干咽燥，两颊泛红，消瘦，失眠，盗汗，或遗精早泄，舌红绛少苔，脉细数。

病机分析：阴分亏虚，津液枯少，肺失濡润，气逆而咳。

治疗法则：滋阴养肺止咳。

处方举例：沙参12克，麦冬12克，款冬花6克，川贝母6克，五味子6克，石斛10克，紫菀10克，桑白皮12克，天冬12克。

加减法：阴虚潮热加地骨皮12克、白薇10克、玄参12克；咯血加仙鹤草10克、阿胶10克、旱莲草12克。

8. 肝火咳嗽

常见症状：呛咳气逆，咳引胸胁疼痛，痰少黏稠或带血，甚则咯血，面红，咽干，心烦口渴，舌边红，苔黄干，脉弦数。

病机分析：肝火犯肺，木火刑金，肺金受灼，气逆而咳。

治疗法则：清肝宁肺止咳。

处方举例：青黛5克，桑白皮12克，焦山栀8克，生蛤壳15克，代赭石15克，白芍12克，黄芩10克，知母10克，桃仁10克。

加减法：胸胁痛加郁金10克、左金丸6克（吞服）；心烦不寐加竹叶心8克、黄连6克；咯血加生地黄15克、旱莲草15克、茜根12克；口渴加天花粉10克、芦根20克。

（四）诊治要诀

（1）咳嗽证候虽多，不离邪正虚实，邪实着重祛邪宣泄，正虚着重养正补虚。

（2）见咳止咳，见痰治痰，效果常欠佳，必伏其所主而痰咳自止。因痰致咳治在脾，因咳动痰治在肺；久咳见喘，病多及肾，法当补肾纳气。

（3）外感咳嗽忌收敛，气虚咳嗽忌寒滑，阴虚咳嗽忌温燥；湿痰忌滋阴，燥痰忌辛散，热痰忌补涩；内热虚火，滋水即可制火，不宜苦寒清热、消痰开郁；金寒水冷，温阳即能消阴，不应消痰理气，止咳利水。

（4）治痰须理气，气顺痰易消。

（5）久咳伤气，气易散越，气虚喘汗，宜兼敛肺，或兼补肾。敛肺如诃子、乌梅、五味、白果之类；补肾如核桃、巴戟天、熟地黄之属。

（6）劳伤咳嗽，五味最良，此药入心、肺、肝、肾诸经，能敛肺经浮游之火，归肾脏散失之元。得半夏治痰，得阿胶定喘，得吴茱萸治五更泻，配干姜收散并用，小青龙即取此意。

（五）备用成方

1. 紫苏散（《本事方》）
主治：风寒咳嗽兼喘。

组成：紫苏，麻黄，杏仁，甘草，五味子，桑白皮，青皮。

2. 止嗽散（《医学心悟》）
主治：外感咳嗽，日久不止。

组成：荆芥，桔梗，紫菀，百部，白前，陈皮，甘草。

3. 小青龙汤（《伤寒论》）
主治：寒饮咳嗽。

组成：麻黄，桂枝，细辛，干姜，制半夏，五味子，白芍，甘草。

4. 清金降火汤（《古今医鉴》）
主治：肺热咳嗽，咳痰黄稠。

组成：陈皮，杏仁，茯苓，法半夏，桔梗，贝母，前胡，瓜蒌仁，炒黄芩，枳壳（麸炒），石膏，炙甘草，生姜。

5. 麦门冬汤（《金匮要略》）
主治：肺胃阴伤，虚火上炎，咽干咳嗽。

组成：麦门冬，制半夏，人参（可用孩儿参或沙参），甘草，粳米，大枣。

6. 清燥救肺汤（《医门法律》）

主治：燥热伤肺，干咳无痰，咽干鼻燥。

组成：石膏，桑叶，孩儿参，黑芝麻，阿胶，麦冬，杏仁，枇杷叶，甘草。

7. 月华丸（《医学心悟》）

主治：肺肾阴虚痨嗽，潮热干咳，口燥咽干，咯痰带血。

组成：天冬，生地黄，熟地黄，淮山药，百部，沙参，川贝母，茯苓，阿胶，三七，獭肝。

用法：用菊花、桑叶煎浓汁，将阿胶化入，和药加炼蜜为丸。

二、哮　　证

（一）概说

哮证为呼吸系统常见疾病之一，常是一种带有季节性反复发作的宿疾，发作时张口抬肩，呼气紧促，喉间鸣响有声。《金匮要略》称本病为"上气"，俗称哮喘。

宿痰内伏是本病病根，外邪、饮食、劳倦或情志刺激则常是诱发因素。病变与肺、脾、肾三脏关系最密切，盖脾为生痰之源而肺为贮痰之器，肾为纳气之本而肺为呼气之标。脾失健运则痰浊胶固凝聚而为病根，若为外因触动则气升痰壅，遏阻肺系而哮喘发作；病久及肾，肾虚则摄纳无权而哮鸣不已，故病之标在肺而本在脾与肾。

（二）辨证要领

（1）与喘证鉴别。本病与喘证虽同为呼吸困难，但喘证以吸气性呼吸困难为主，吸气迫促、鼻翼煽动为主要特征，哮鸣音不明显，故《金匮要略》称为"短气"。哮证有时虽伴有吸气性呼吸困难，但以呼气性呼吸困难为主，呼气紧促若喉间有物阻塞，哮鸣音明显，应注意鉴别。

（2）辨别寒哮与热哮。本病虽因宿痰为患，但临床每因患者体质、时令气候及感邪不同而有寒哮与热哮之别，应根据舌、脉、痰液及二便等情况辨析之。

（3）注意询查病史。本病常多年发作，反复不愈。发作可有一定季节性，发于秋冬者较多，常为寒哮；发于春夏者较少，每为热哮。若终年发作不已者，则为夙根深重之痼疾。

（4）注意查明诱因。常见诱因为外感淫邪，亦有因宿食或情志刺激而诱发者，一些患者则因误食海鲜鱼腥或感触异物、异味而诱发，应注意查明。

（5）哮证发作日久，除了重视肺脾肾气虚之外，尚应注意有无伤阴或气阴两伤的情况。

（三）分型论治

哮证首先须辨寒热，寒哮多因风寒外邪所触发，或者内伏寒痰被发动而致，故治疗宜疏散外邪或温化寒痰；热哮多因痰热内动，或感受湿热，治疗以清化痰热。次则宜辨虚实，大抵初起者多属实证而宜疏散清化，理气豁痰以止哮；持续日久或反复发作多为虚，但亦虚中夹实，扶正之中勿忘宣肺豁痰。

1. **寒哮**

可分风寒犯肺和寒痰致哮两型辨治。

（1）风寒犯肺。

常见症状：发作时常先有鼻塞喷嚏，咽痒咳嗽，继则呼气困难，哮鸣有声，咳痰清稀薄白多泡沫，每伴发热恶寒等外感风寒表证，舌苔薄白，脉浮紧或弦紧。

病机分析：本有痰饮内停，复因外感风寒，外邪引动内伏之痰饮，遏阻气道，肺气不利而哮证发作。

治疗法则：解表宣肺，化痰止哮。

处方举例：麻黄8克，杏仁10克，前胡8克，苏子8克，法半夏10克，茯苓15克，甘草5克。

加减法：痰多、咽喉不利加射干10克；风寒较甚加桂枝6克；挟内热加黄芩10克。

（2）寒痰致哮。

常见症状：发作前常觉胸闷气憋，咳痰呕恶，发作则喉间哮鸣有音，痰多色白，舌苔白厚或白腻，脉弦滑。

病机分析：痰饮素盛，积贮于肺胃，若受扰动，则奔薄上泛，肺失宣肃，痰气上逆而哮鸣。

治疗法则：温肺化痰止哮。

处方举例：苏子6克，麻黄6克，杏仁10克，半夏10克，细辛4克，干姜6克，五味子8克，甘草6克，厚朴8克。

加减法：痰浊盛加白芥子或葶苈子6克、莱菔子12克（炒）；胸闷腹胀加枳壳6克、青皮6克；挟内热加黄芩6克、芦根15克。

2. **热哮**

常见症状：胸膈烦热迫闷，哮鸣声粗，息高气促，咳声重浊，痰黄稠黏滞不易咯出，咯出后哮喘稍息，身热多汗，烦躁不宁，口苦干渴喜饮，舌红苔黄，脉滑数。

病机分析：痰热蕴积，上干气道，肺受痰热所扰，呼吸不利，发为哮鸣。

治疗法则：清热化痰止哮。

处方举例：麻黄6克，石膏20克（先煎），杏仁10克，桑白皮12克，前胡8克，黄芩10克，茯苓12克，葶苈子6克，甘草6克。

加减法：痰热盛加天花粉10克、瓜蒌实10克；痰黏稠难于咯出加海浮石或海蛤壳粉15克；胃热盛加鲜芦根30克；阴伤痰燥加麦冬10克、鲜竹沥2汤匙。

3. 正伤邪恋

哮证持续不已或反复发作，正气受伤而衰弱，病气未去而哮喘病候仍然持续存在，病属正虚邪恋，虚实夹杂，当于扶正补虚之中兼顾豁痰止哮。

（1）气阴两伤。

常见症状：哮鸣持续不止，声气息促，鼻咽干燥，口渴喜饮，溺赤便结，呛咳，痰黏稠胶结如粉线，舌质红瘦，苔薄黄而燥，脉虚弦或细弦。

病机分析：哮喘日久，肺气受损，汗出过多，食饮少进，可致伤津或气津两伤，痰热留滞而哮喘持续不退。

治疗法则：益气生津，清热化痰止哮。

处方举例：沙参12克，浙贝母10克，麦冬12克，黄芩10克，桑白皮10克，杏仁10克，甘草6克。

加减法：津亏较甚加石斛10克、玉竹12克；气虚较甚加太子参18克；痰黏难于咯出加天冬10克、瓜蒌仁6克、天竺黄6克。

（2）脾肺气虚。

常见症状：哮鸣持续或反复发作，入晚更甚，声音低沉，痰多清稀而无力咯出，肢体倦怠，食纳减少，舌胖淡苔白滑，脉虚弦乏力。

病机分析：哮喘日久，脾肺气虚，气化功能低下，痰饮积贮，肺失清肃，故痰阻气道而哮鸣有音。

治疗法则：补气化痰止哮。

处方举例：党参18克，白术12克，茯苓15克，橘红6克，半夏10克，白果12克，旋覆花6克，炙甘草6克，苏子6克。

加减法：痰多咳逆较甚加白芥子6克、炒莱菔子15克；兼有肾不纳气加鹅管石12克、五味子8克。

（3）肾不纳气。

常见症状：呼多吸少，哮鸣有声，终日不绝，咳嗽痰多清稀薄白，腰酸肢软，面色㿠白无华，神疲倦怠，食少便溏，动辄汗出气急，患者胸部常膨胀如桶状，舌质胖淡，苔白根腻，脉虚弱无力。

病机分析：哮证反复发作，日久正气虚衰，肾气虚则摄纳无力，气失摄纳故哮喘持续不已。

治疗法则：补肾纳气止哮。

处方举例：蛤蚧6克（研粉冲），淫羊藿10克，仙茅6克，五味子6克，巴戟天10克，熟地黄15克，胡桃肉15克，鹅管石12克，党参15克，白果10克。

本方亦可加山萸肉、冬虫夏草、紫河车等药制成丸剂，与健脾益气方药配合服用，用为平时补益脾肺肾气之善后调理。

4. 喘喝欲脱

常见症状：在平素肾不纳气的基础上，骤然哮喘大作，呼多吸少，端坐不能平卧，甚则面青肢冷，汗出如油如珠，喘喝欲脱。

病机分析：肺脾肾气虚衰已甚，肾不纳气，若阳气更因感风寒等原因而受伤，则虚阳外越，元气失于固摄而亡脱。

治疗法则：重镇潜阳，纳气固脱。

处方举例：熟附子8克，野台参10克（或党参30克），代赭石20克（先煎），生龙骨15克（先煎），旋覆花8克，沉香末3克（冲），送服黑锡丹10克。

加减法：阴阳两脱加麦冬10克、五味子10克。

（四）诊治要诀

（1）哮证不论寒热，均有痰阻气道之病机，因此临床治疗，无论散邪或补虚，均应结合宣肺化痰，才能息哮。

（2）成年人患哮证，常为痼疾，但通过培补脾肾，内养正气，亦可望愈；部分婴幼儿感邪后易出现哮鸣症状，但通过治疗后哮证容易平息，以后变成哮喘而反复发作者仅属少数，不可一见哮鸣症状即视为痼疾。

（3）本病发作时病在肺，治疗当以宣肺豁痰为主，但未发作时则宜培补脾肾而结合补肺化痰。盖健脾可杜生痰之源而益肺气，补肾则固先天根本而气得摄纳，为治本之计。健脾可用陈夏六君子汤为主方，补肾可用河车八味丸（附桂八味丸加紫河车）等，庶脾肾不虚则肺气亦固，宿疾方可望除。

（4）节饮食、慎起居，为本病调养时所需注意。慎避风寒暑热可减少本病发作，对于平素痰热较盛者，以及因进食海鲜鱼腥等致敏物质而诱发者，淡薄滋味尤为调养之必要。

（5）药物灸法（天灸法，常于三伏天进行）可以减少或减轻本病发作，可于未发病时进行。

（五）备用成方

1. 华盖散（《太平惠民和剂局方》）

主治：宣肺散寒，化痰止哮。

组成：麻黄，杏仁，陈皮，桑白皮（炙），茯苓，紫苏子，炙甘草。

2. 定喘汤（《摄生众妙方》）

主治：清热化痰，宣肺止哮。

组成：白果，麻黄，款冬花，半夏，桑白皮，苏子，杏仁，黄芩，甘草。

3. 苏子降气汤（《太平惠民和剂局方》）

主治：适用于下虚上盛、痰涎壅盛之哮喘。

组成：苏子，半夏，前胡，厚朴（姜炒），陈皮，当归，炙甘草，肉桂，生姜（一方无肉桂而有沉香，亦有加人参者）。

4. 三子养亲汤（《韩氏医通》）

主治：化痰下气。

组成：苏子，白芥子，莱菔子。

5. 六君子汤（《妇人良方》）

主治：补脾益气化痰。

组成：党参，白术，茯苓，甘草，陈皮，半夏，生姜，大枣。

6. 肾气丸（《金匮要略》）

主治：补肾气，温肾阳。

组成：熟地黄，淮山药，山萸肉，牡丹皮，泽泻，茯苓，附子，肉桂。

7. 黑锡丹（《太平惠民和剂局方》）

主治：重镇潜阳，温肾纳气，适用于哮喘气不摄纳，喘咳欲脱者。

组成：硫黄，黑锡，葫芦巴，补骨脂，小茴香，沉香，木香，肉桂，附子，金铃子，肉豆蔻（一方有阳起石）。

三、喘　证

（一）概说

喘指气息迫促、呼吸困难，甚则张口抬肩、鼻煽肋动的证候，常与咳嗽并见，为多种疾病的突出症状。本证既可因于外感，亦可由于内伤，其病机主要为气机升降出入失常。肺主气之肃降宣通，肾主气之摄纳，邪气壅肺，痰浊贮积，阻塞气机，或肺肾气虚，气失宣降摄纳，均能使气机逆乱、宣降失常而呼吸喘促，故病与肺、肾关系最为密切。西医则认为本证与肺泡病变有关，常见于各种肺炎、胸膜炎、胸腔积液、肺心病、心脏病等心肺疾病，亦可见于一些疾病晚期出现酸中毒或呼吸中枢受影响者。

（二）辨证要领

（1）首辨内伤外感，外感当分清风寒与痰热，内伤则当辨别肺虚与肾虚，气虚与阴虚。

（2）辨虚实，外感多实喘，内伤多虚喘。可从喘之有力、无力，喘声之高低，结合脉证辨别。若慢性病中骤见喘促不宁、张口抬肩、汗出如珠如油，当注意阴脱阳越之危候，未可误认为实。

（3）糖尿病、肾脏疾病患者出现喘促，若呼气有烂苹果味或溺臭，则属痰浊内积过甚（酮中毒、酸中毒），须及时明确诊断，运用化浊开窍法，防止痰浊蒙阻心窍而出现昏迷。

（4）注意与哮证相鉴别。

（三）分型论治

1. 风寒束肺

常见症状：呼吸急促喘迫，甚则张口抬肩，鼻翼煽动，咳嗽声清亮，痰稀薄多泡沫，伴恶寒发热，无汗，舌苔薄白，脉浮紧。

病机分析：风寒犯肺，肺气受束，宣降失常，气机上逆而致喘。本证常见于肺炎、支气管炎等疾病初期。

治疗法则：宣肺解表平喘。

处方举例：麻黄8克，杏仁10克，桂枝6克，法半夏10克，苏子10克，甘草6克，生姜3片。

加减法：若风寒外束而里有郁热，喘而汗出、烦渴去桂枝、法半夏，加石膏20克、天花粉10克、黄芩8克；咽喉不利加枳壳8克、桔梗8克。

2. 痰热阻肺

常见症状：呼吸喘促困难，咳嗽，痰黄稠难咯出，身热汗出，溺赤，口渴喜饮，舌红苔黄，脉滑数。

病机分析：风热犯肺，或风寒束肺而致痰热内生，扰动肺气而咳喘。常见于各种肺炎、胸膜炎或慢性支气管炎伴发急性感染等的里热炽盛期。

治疗法则：清热化痰，宣肺平喘。

处方举例：桑白皮12克，杏仁10克，苏子6克，葶苈子6克，前胡6克，半夏10克，黄芩10克，天花粉10克，甘草6克。

加减法：痰热较盛加川贝母6克、鲜竹沥30克；喘势较甚加石膏20克、麻黄6克。

3. 痰浊壅肺

常见症状：喘咳声重浊，痰多黄稠，胸闷作呕，舌苔滑腻，脉滑。常见于肺脓肿、胸腔积液等疾病。若出现呼吸深大，呼气有异味，呕吐剧烈，二便阻闭，头痛嗜睡，舌质紫暗诸证，虽无咳嗽但为痰浊壅盛，阻塞气机，蒙阻心窍，须防进一步出现昏迷搐搦。糖尿病酮症酸中毒、肾功能衰竭之尿毒症、肝昏迷（肝性脑病），最易出现此等证候。

病机分析：痰浊壅阻，肺气不利，则咳喘呕恶；阻塞气机，则二便不通；蒙阻心窍，则神识昏迷。

治疗法则：涤痰化浊平喘；痰浊蒙阻心窍者兼用涤痰清心开窍。

处方举例：白芥子6克，紫苏子10克，葶苈子8克，枳实10克，半夏10克，茯苓15克，橘红6克，生姜3片。

加减法：痰热盛加竹沥30克（或天竺黄8克）、川贝母6克、黄芩10克；二便秘结加大黄10克（后下）、厚朴10克、炒莱菔子20克；头痛昏睡，呕吐去白芥子、紫苏子加石菖蒲10克、郁金10克、川贝母6克、大黄15克（后下），并冲服玉枢丹3克或至宝丹3克。

4. 水寒射肺

常见症状：喘促短气，咯痰多清稀薄白，心悸心慌，脐下跳动，头目眩晕，伴见小便短少，面浮肢肿，舌胖有齿印，脉寸尺俱细弱，甚见结代。

病机分析：心肾阳虚，水不化气，寒水上逆冲肺而致喘。肺心病等慢性心力衰竭患者多见此证。

治疗法则：温阳行水，降逆平喘。

处方举例：茯苓15克，白术12克，附子8克，桂枝12克，细辛4克，炙甘草6克，生姜5片。

加减法：兼脾虚加党参15克、干姜10克，以培土制水。

5. 肺肾两虚

常见症状：喘促短气不得续，咳嗽声低无力，精神疲惫，腰膝酸软，动辄喘甚，甚则张口抬肩。偏于阳气虚者，则恶寒肢冷，自汗，面色㿠白，舌淡胖，脉软弱。偏于肺肾阴亏者，喘咳声嘶，颜面潮红，五心烦热，舌红少苔，脉细数。

病机分析：久病肺肾两虚，金水俱亏，肺失宣降，肾不纳气。其中肺肾阳气虚衰者常见于老年慢性心肺疾病，肺肾阴亏者则多见于肺结核晚期。

治疗法则：肺肾气虚者温阳益气止喘，肺肾阴虚者滋肾润肺止喘。

处方举例：①温阳益气止喘：党参15克，胡桃仁15克，熟地黄15克，山萸肉10克，补骨脂10克，鹅管石15克，五味子6克，炙甘草6克。

加减法：或加蛤蚧散（蛤蚧焙干为末）3克吞服，肾虚不纳气加沉香末3克（冲服）。

②滋肾润肺止喘：熟地黄15克，淮山药18克，山萸肉12克，天冬10克，麦冬10克，五味子6克，鹅管石15克，炙甘草6克。

加减法：阴虚烦热加白薇10克、地骨皮10克；痰较多而黏稠难咯加川贝母6克；兼肺气虚加党参15克。

6. 喘逆欲脱

常见症状：喘促喝喝，呼多吸少，张口抬肩，鼻煽肋动，汗出如油如珠，面赤肢冷，脉浮大无根。

病机分析：阴阳衰竭，行将亡脱。为各种急慢性疾病晚期阴脱阳越，呼吸衰竭的证候。

治疗法则：回阳固脱，摄纳止喘。

处方举例：人参10克（或党参30克），附子8克，生龙骨20克（先煎），生牡蛎30克（先煎），生赭石20克（先煎），送服黑锡丹6克。

（四）诊治要诀

（1）实喘邪在肺，是肺气为邪遏阻痰所致，治疗宜散邪宣肺化痰以止喘；虚喘因肺肾之虚，故治疗以培补摄纳为主。况肺肾相生，温肾阳可以益肺气，滋肾水可以养肺阴，故无论阴虚阳虚之喘，治肺之中，必兼补肾，甚则径以补肾为治。

（2）水寒射肺之喘，固属标实之证，然其成因，即在心肾阳虚，气化无权，脾土不实，水无所制，故宜从本论治，温阳实脾以行水，俾水气得散，则喘息自平，仲景真武汤，即是此意。

（3）麻黄功擅宣肺平喘，合桂枝则解表发汗，合杏仁则息喘力专，实喘用之，效果甚佳；合石膏则变辛温而为辛凉，《伤寒论》麻杏石甘汤治喘而汗出，义即在此。临证勿以其辛温发散之性而不敢用。

（4）喘喝欲脱之证，病多危殆，仓促之间，汤药未备，可先用灸法急救，以固摄欲脱之真元。取穴：中极、关元、神阙；虚阳上越，面赤如妆者加涌泉（双）。

（五）备用成方

1. 麻黄汤（《伤寒论》）

主治：伤寒太阳病，脉浮紧，喘而无汗者。

组成：麻黄，杏仁，桂枝，甘草。

2. 加减泻白散（《医学发明》）

主治：治痰热作喘。

组成：桑白皮，地骨皮，粳米，甘草，五味子，人参，茯苓，青皮，陈皮。

3. 葶苈大枣泻肺汤（《金匮要略》）

主治：痰热壅肺作喘。

组成：葶苈子，大枣。

4. 都气丸（《医宗己任编》）

功效主治：补肾养阴纳气，治肺肾阴虚作喘。

组成：熟地黄，淮山药，山萸肉，茯苓，牡丹皮，泽泻，五味子。

5. 参赭镇气汤（《医学衷中参西录》）

主治：阴阳两虚，喘逆迫促，有将脱之势。

组成：野台参，生赭石，生山药，生龙骨，生牡蛎，生杭芍，苏子，生芡实，山萸肉。

6. 真武汤（《伤寒论》）

功效主治：温阳利水，治水寒射肺致喘。

组成：茯苓，白术，白芍，附子，生姜。

7. 黑锡丹（《太平惠民和剂局方》）

功效：温阳纳气，镇潜固脱。

组成：硫黄，黑锡，葫芦巴，补骨脂，小茴香，沉香，木香，肉桂，附子，金铃子，肉豆蔻（一方有阳起石）。

四、痰　　证

（一）概说

痰既是体内水液代谢障碍形成的病理产物，又能作为致病因素而导致多种病证。脾为生痰之源，肺为贮痰之器，痰的形成与脾、肺功能障碍关系较大。但痰生成之后，既能内滞脏腑，外阻经络，又能流注关节肌腠，无处不到，病变多样，致病范围广泛，故前人有"痰作百病"之谓。

痰，以其性质分，有风痰、寒痰、热痰、燥痰、湿痰、痰核之别，因性质之不同，故流积部位及发病症状亦不相同，而痰证就是多种具有相同病因和病理机制的疾病的共同证候类型。

（二）辨证要领

（1）痰既可贮于肺胃而有痰涎可见，亦可存于经络或其他脏腑而无形可征，临床辨证须审察证候，究析病因病机，未可概以痰涎之有无为辨。

（2）除辨清风痰、寒痰、热痰、燥痰、湿痰、痰核等不同性质之外，尚应进一步辨明痰证的发病部位，如脏腑、经络、肌肤、关节等之不同。

（3）痰证脉多滑，苔多腻，但尚须结合脉象、舌质、苔色及其他情况辨析其寒热燥湿。

（4）痰核瘰疬常生于项颈，甚则连及胸腋，临证时须注意结核之坚软及活动度，质软可移者，痰结未深，易于消散，预后较好；质坚硬固定不移者，毒连脏腑，治疗每难，预后较差。至于急性淋巴结肿大，红热疼痛而伴有寒热症状者，每为感染外邪，热毒结阻所致，常可在周围找到原发病灶，不属痰核范围，临床当加鉴别。

（三）分型论治

1. 痰涎壅肺

痰涎壅阻肺系，肺气宣发肃降失常，呼吸不利而为咳，为喘，为哮，痰多是其共有特征。临床上有风痰、寒痰、热痰、燥痰、湿痰之别，当从脉证加以分辨，并对症治疗。具体辨治可见于"咳嗽""喘证""哮证"等篇。

2. 痰阻经络

常见症状：口眼歪斜，闭合不紧，或患侧头痛，或对侧肢体麻木，拘挛不舒，舌苔腻，脉弦滑。本证常见于面神经麻痹或中风后遗症等。

病机分析：风痰阻滞经络，经气运行受阻，所属肢体组织得不到营卫气的温养，"营气虚则不仁，卫气虚则不用"。

治疗法则：祛风涤痰通络。

处方举例：僵蚕8克，防风6克，白附子6克，胆南星6克，地龙10克，全蝎6克，蜈蚣2条，钩藤12克（后下）。

加减法：头痛加川芎6克、蔓荆子10克；偏热加浙贝母10克、黄芩10克、夏枯草15克。

3. 痰热蒙阻心窍

常见症状：神识昏昧，言语谵妄，不省人事，甚则肢厥，二便失禁，舌红绛，苔黄腻或黄厚干粗，脉滑数或滑实。可见于急性热病高热炽盛期，或脑血管意外，中毒性脑病等。

病机分析：痰挟风火，蔽阻心窍，蒙蔽心神，故神昏肢厥。

治疗法则：清热化痰，开窍安神。

处方举例：连翘12克，竹叶卷心10克，石菖蒲10克，郁金6克，茯苓12克，远志6克，黄连6克，鲜竹沥30克（冲），送服安宫牛黄丸1粒（分2次）或至宝丹。

4. 痰浊蒙蔽清阳

常见症状：头晕目眩，活动时尤甚，甚则天旋地转，胸闷恶心，肢体倦怠，纳呆，舌苔白腻，脉濡或滑。美尼尔氏综合征可见此证候。

病机分析：痰浊素盛，蒙蔽清阳，清阳受遏，不能上充清窍，故头晕目眩；痰浊流溢，遏阻脾胃气机，故胸闷肢倦，呕恶纳呆。

治疗法则：化痰涤浊止眩晕。

处方举例：法半夏10克，茯苓12克，陈皮6克，胆南星6克，白术10克，党参12克，天麻8克，炙甘草6克。

加减法：胸闷腹胀去党参、白术，加苍术8克、厚朴10克、枳实8克；阳虚加黄芪15克。

5. 痰核流注

常见症状：项颈或其他部位结核肿起，小如念珠，大则如鸡子，扪之或软滑活动，或坚硬固定不移，甚则连及胸腋，亦偶见于腹股沟处。久则溃烂流脓，久不收口。患者常形体消瘦，性格敏感不稳定，或见干咳，五心烦热或午后潮热，舌质红瘦，苔薄白，脉弦细数或细涩。常见于淋巴结核、传染性单核细胞增多症等，亦见于白血病、淋巴瘤或恶性肿瘤淋巴转移者。

病机分析：痰气留结日久，黏滞胶结成块或成粒，流注于经络，结聚于肌肤腠理而成痰核瘰疬。

治疗法则：软坚散结化痰。

处方举例：玄参12克，牡蛎20克（先煎），浙贝母12克，夏枯草12克，香附6克，昆布12克，海藻12克，海浮石12克。

加减法：气血虚加党参12克、当归6克、白芍10克；阴虚潮热加胡黄连6克、银柴胡10克、牡丹皮8克。

6. 痰气郁结

常见症状：咽喉不利，如有物梗，咯之不出，咽之不下，甚则有痒痛或灼痛感，咳嗽少痰，咳甚则咯出黏稠胶固的小痰块，又称为"梅核气"。患者常情志抑郁，易于激动，自觉胸胁满闷不舒，舌苔薄，脉弦。本证可见于滤泡性喉炎或喉头结核等疾病。

病机分析：痰阻气郁，上焦不利，故胸胁不舒；痰扰肺系，故呛咳气促。

治疗法则：理气化痰。

处方举例：法半夏10克，厚朴10克，茯苓15克，苏梗10克，桔梗10克，郁金10克，香附6克，僵蚕6克。

加减法：咽喉灼热疼痛加玄参15克、麦冬12克、干地黄12克。

（四）诊治要诀

（1）痰与饮虽同为津液在病理过程中之产物，但饮清稀而量多，痰浓稠而量少。饮常停积胸胁肠胃或留于肌肤，痰则走动流窜，通体可到，故治饮可用温化疏利一法，治痰宜因势利导，未可印定眼目。

（2）痰因气结，气因痰逆，故治痰须佐理气，气顺则痰消。

（3）风痰宜疏宜涤，可用前胡、胆南星、全蝎、僵蚕之类，甚则宜涌吐，用皂角、白矾之类；寒痰宜温化，用干姜、细辛、五味子之类；湿痰宜燥宜滑，用二陈汤之属，或加苍术、厚朴、薏苡仁；热痰宜清，用川贝母、黄芩、鱼腥草、竹沥、天竺黄、天花粉等品；燥痰宜润，用天门冬、麦门冬、沙参、瓜蒌仁、杏仁之辈。痰阻心窍，当开窍化痰，用至宝丹、牛黄丸之类。痰核宜咸软，用牡蛎、玄参、浙贝母、昆布、海藻之类。顽痰胶结日久，非滚不去，当酌用青礞石、白芥子、红芽大戟等峻利逐痰之品，此治痰用药之所宜。

（4）风痰阻络而见口眼㖞斜，用牵正散内服，配合针灸及局部热敷，常有较好效果。属单纯性面神经麻痹者，早期治疗，不难望愈；脑血管意外后遗症，则疗程较长，恢复较难。

（五）备用成方

1. 牵正散（《杨氏家藏方》）

主治：适用于风痰阻络，口眼㖞斜者。

组成：白附子，僵蚕，全蝎。

2. 半夏白术天麻汤（《脾胃论》）

主治：用于痰厥头痛，美尼尔氏综合征。

组成：半夏，天麻，白术，人参，黄芪，橘皮，黄柏，干姜，茯苓，泽泻，麦芽，苍术，神曲。

3. 消瘰丸（《医学心悟》）

主治：用于痰结瘰疬。

组成：玄参，牡蛎，浙贝母。

4. 四七汤（《太平惠民和剂局方》）

主治：用于痰气郁结之梅核气。

组成：半夏，厚朴，茯苓，苏叶，生姜，大枣。

5. 礞石滚痰丸（王隐君）

主治：用于顽痰胶结者。

组成：金礞石，大黄，黄芩，沉香。

五、饮　　证

（一）概说

饮，指停积在胸胁胃肠的液体，亦是体内水液代谢障碍所成的病理产物。《金匮要略》称之为"痰饮"，并分为四饮，即痰饮（狭义）、支饮、悬饮、溢饮。脾肾阳虚，水不化津，积而成饮，其留于胃肠者则为狭义之痰饮；悬积于胸胁则为悬饮；上迫于肺，支塞肺叶则为支饮；外溢肌表，则为溢饮。《金匮要略》又有留饮、伏饮之名，是指水饮久积，留伏不去，并非四饮之外，别有是证。

饮为阴邪，总为阳虚气化失常，水精不能正常运化输布所致。脾主运化，肾主温煦，肺主宣发失降而主其输布，故病与肺、脾、肾三脏有关，而以脾最为关键枢纽，治疗当从此三脏入手以恢复正常气化功能。

饮证在现代医学里，所指不一，狭义痰饮似指慢性胃炎、胃下垂、十二指肠壅滞症等所出现之胃肠潴留；悬饮、支饮似指胸膜炎出现之胸腔积液，支饮亦可包括肺源性心脏病、慢性支气管炎、阻塞性肺气肿、哮喘等病症；至于溢饮，则似指水肿病，特别是黏液性水肿、水钠潴留性肥胖症、特发性水肿等。对这些疾病，临床可按中医辨证，参照本篇治疗。

（二）辨证要领

（1）根据临床症状分为四饮。

（2）饮为正虚邪实之证，一般说来，病程愈长则正气愈虚。但久病未必皆虚，新病未必尽实，临床上既有初起即现正虚不支者，亦有经岁而邪实仍可攻逐者，须从脉证辨析虚实之轻重多寡。

（3）支饮与哮喘，悬饮与胁痛，溢饮与水肿既有联系，又有区别，临床辨证须于同中求异。

（4）悬饮为饮悬胁下，遏阻少阳经络，故初起常有发热恶寒或往来寒热，口苦咽干，胸胁苦满等常见症状，须与伤寒少阳病相鉴别；溢饮皮肤肿起主要为四肢臃肿粗糙无泽，是与风水、皮水等不同之处，可资鉴别。

（三）分型论治

1. 痰饮

常见症状：呕吐稀涎清水，胃脘部痞满胀痛，常有振水音，甚则脐下悸动。病者形体消瘦，头晕目眩，心悸短气。舌苔白滑或滑而边白中灰，脉弦迟或虚弦。

病机分析：脾胃阳虚，运化功能失常，水液失于运化，潴留肠胃之间而成痰饮。本证常见于慢性胃炎，或由于胃肠梗阻、壅滞而致的胃肠内容物潴留。

治疗法则：温阳健脾化饮。

处方举例：桂枝10克，白术12克，茯苓15克，半夏10克，陈皮6克，木香8克，甘草6克，生姜3片。

加减法：泛吐清水且量较多而头眩加吴茱萸8克、干姜8克；兼肾阳虚加附子6克、细辛3克。

2. 支饮

常见症状：咳喘气逆，胸胁支满，短气不得卧，感受风寒则咳喘愈剧，吐痰薄白清稀多泡沫，甚则心悸气促，身体瞤动。病者头晕肢倦，面容虚浮。舌淡胖，苔白腻或灰白，脉沉弦或虚弱无力。肺心病、肺气肿或哮喘患者常可出现此类证候。

病机分析：水饮"聚于胃，关于肺"，积留于胸中，心肺阳气受其遏阻，胸中大气失其斡旋之力，故咳逆倚息，心悸气促。

治疗法则：心肺阳气虚衰，饮邪不化者温肺化饮；饮邪积留，遏阻气机之实证则宜泻肺逐饮。

处方举例：①温肺化饮——适用于心肺阳虚而水饮不化者：麻黄6克，苏子8克，前胡6克，细辛4克，五味子6克，

49

半夏10克，茯苓12克，甘草6克。

加减法：喘逆较甚加杏仁10克；痰多加白芥子6克；挟热加黄芩10克。

②泻肺逐饮——适用于饮邪积留，遏阻气机者：葶苈子8克，苏子10克，厚朴8克，泽泻12克，大枣12克，生姜3片。

加减法：喘甚加麻黄6克、杏仁10克。

3. 悬饮

常见症状：病初起常有发热恶寒或往来寒热，胸胁苦满，继则胁肋胀痛，呼吸咳嗽益甚，转侧不利，可见一侧或两侧胁肋胀满鼓起，甚则喘促短气不得平卧，舌苔白，或如积碱，脉弦数或沉弦。本证常见于各种原因引起的胸腔积液。

病机分析：饮邪悬留于胸胁，遏阻少阳经气，故往来寒热，胸胁胀痛；扰动肺气，肺失宣发肃降，故喘咳短气。

治疗法则：攻下逐饮。

处方举例：白芥子6克，葶苈子8克，槟榔8克，半夏10克，甘遂末1克（冲服），大枣15克。

加减法：胁痛加郁金6克、玄胡索10克；寒热往来加赤芍10克、柴胡6克。

4. 溢饮

常见症状：肢体头面浮肿重着，皮肤苍黄粗糙，毛发枯疏不泽，呕恶胸痞，肢倦恶寒，舌淡胖苔薄，脉沉迟或沉细。本证可见于黏液性水肿或特发性水肿等病。

病机分析：脾肾气虚，肺气不利，津液失于运化，化为水饮而泛溢于肌肤腠理。

治疗法则：温阳行气化饮。

处方举例：麻黄6克，桂枝6克，细辛3克，大腹皮12克，姜皮8克，茯苓皮15克，陈皮6克，白术10克，甘草6克。

加减法：脾虚不运加藿香6克、砂仁壳6克；肾阳虚加熟附子6克、细辛4克。

（四）诊治要诀

（1）《金匮要略》谓："病痰饮者，当以温药和之。"盖饮为阴邪，温散为正治之法，然其在里者，温而行之，溢于肌表者，温而汗之，甚则表里分消。至若饮邪留伏日久，已成窠臼者，疏涤之剂，在所必用，但疏涤之后，仍当温养脾胃阳气，庶能气化健旺，则水津四布而不致新饮再生，此治饮之要。

（2）甘遂、大戟、芫花、黑丑等品，疏涤水饮之力既峻且速，用之得当，可奏卓效，但本证究属本虚标实，故上述药物不能过剂，应"衰其大半而止"，否则反伤脾胃而致水饮重新聚结为患，此论证用药所宜注意者。

（五）备用成方

1. 苓桂术甘汤（《金匮要略》）
功效主治：温阳行水，治痰饮、溢饮。
组成：茯苓，桂枝，白术，甘草。

2. 金匮肾气丸（《金匮要略》）
功效：温阳益肾。
组成：熟地黄，淮山药，山萸肉，泽泻，牡丹皮，茯苓，附子，桂枝。

3. 小半夏加茯苓汤（《金匮要略》）

功效主治：和胃止呕利水，适用于痰饮心下痞硬，呕吐清水而眩悸者。

组成：半夏，茯苓，生姜。

4. 十枣汤（《金匮要略》）

功效主治：峻下逐水，治悬饮、支饮而胸胁疼痛胀满。

组成：甘遂，大戟，芫花，大枣。

5. 五苓散（《伤寒论》）

功效主治：发汗利小便，适用于痰饮脐下悸，吐涎沫而巅眩者，亦可用治溢饮。

组成：桂枝，白术，泽泻，茯苓，猪苓。

6. 小青龙汤（《伤寒论》）

功效主治：温肺发汗化饮，适用于溢饮、支饮而有里寒见证者。

组成：桂枝，麻黄，干姜，细辛，半夏，五味子，白芍，甘草。

7. 葶苈大枣泻肺汤（《金匮要略》）

功效主治：泻肺逐饮，适用于支饮喘咳，肺气不利者。

组成：葶苈子，大枣。

8. 厚朴大黄汤（《金匮要略》）

功效主治：散满行水，适用于支饮而胸满便秘者。

组成：厚朴，大黄，枳实。

9. 泽泻汤（《金匮要略》）

功效主治：健脾散满行水，适用于支饮眩晕者。

组成：泽泻，白术。

六、胃 脘 痛

（一）概说

胃脘痛简称胃痛，是以胃脘部疼痛为主症的一种病证，古代文献所称之"心痛"，多指胃痛而言。引起胃痛的病因颇多，举凡精神刺激、饮食失节、劳倦、受寒等均可致发本病。如恼怒伤肝，肝气横逆，伤及脾胃；思虑耗伤心神，影响受纳运化；饥饱失节、冷热所伤、五味偏嗜、劳倦过度均可使胃失和降，脾失健运，气机阻滞，升降失常；再如机体各脏腑有病，亦可及胃，如肝郁犯胃，肾阳虚衰而火不生土等，皆可导致胃脘气机阻滞而见疼痛。

现代医学的急慢性胃炎、胃溃疡、十二指肠溃疡、胃神经官能症等，可参阅本证辨治。

（二）辨证要领

本病应根据其证候特点、疼痛性质，结合四诊八纲，进行辨证分型。

（1）首辨寒热虚实，病之新久。初病其痛在经，久病其痛入络，而久痛多虚，久虚多寒。胃痛原因颇多，与肝及脾胃功能失调有密切关系。临床上虚寒型多为隐痛或冷痛，多喜温喜按，神倦乏力；肝气郁结多为胀痛，疼痛常与情绪有关，并常牵引胁肋；湿热郁蒸多为灼痛，常伴嘈杂泛酸；胃阴虚者，多伴口唇干燥，烦热便秘。

（2）本证俗称心口痛，以其疼痛部位多在胃脘近心窝处，仅应与真心痛区别。真心痛常呈发作性压榨样，其痛在左胸心脏部位，或放射至左肩臂内侧，痛甚则手足厥冷，冷汗淋漓，证情较重，宜审辨。

（三）分型论治

1. 虚寒痛

包括中气虚弱、痰湿困脾、阳虚内寒、寒邪犯胃4种证型。其共同症状有：体虚、喜按喜温、畏冷便溏、舌质淡、脉弱等。

（1）中气虚弱。

常见症状：上腹部隐痛绵绵，胀满不舒，泛吐清水，伴有四肢倦怠，头晕，气弱，面色淡白等。

病机分析：脾胃素虚，中气怯弱，水谷运化失常，输转不利，积留胃脘，清阳不升，浊阴不降，故疼痛。慢性胃炎或胃下垂常可见此证候。

治疗法则：益气温中健脾。

处方举例：黄芪18克，桂枝10克，芍药15克，白术10克，海螵蛸18克（煅），甘草10克，生姜3片，大枣15克。

加减法：如见黑便则以炮姜8克易生姜，并加白及20克、阿胶10克（烊冲）；泛吐清水加法半夏12克、陈皮6克。

（2）痰湿困脾。

常见症状：呕恶痰涎，吞酸嗳腐，腹痛厌食，食入则痛，面色晦滞，舌苔腻。

病机分析：脾胃素虚或饮食失宜，脾胃受伤而失健运，水谷留积胃脘而酿生痰饮湿浊，湿浊困遏脾胃气机，胃失和降，故疼痛而呕吐吞酸。本证常见于肥厚性胃炎。

治疗法则：健脾化湿，行气和胃。

处方举例：党参15克，白术10克，茯苓15克，法半夏10克，厚朴10克，陈皮6克，草豆蔻8克，木香6克，苍术8克，神曲12克。

加减法：嗳吐腐酸较甚加藿香梗10克、苏梗10克；大便不畅加炒莱菔子15克；疼痛较甚加玄胡索15克。

（3）阳虚内寒。

常见症状：胃脘冷痛，口泛清水，大便溏烂或泄泻，形寒肢冷，腰酸身倦，脉沉细。

病机分析：脾肾阳虚，胃阳虚馁，运化失职，通降失常，气机阻滞而疼痛。慢性胃炎或十二指肠球炎日久可见此证。

治疗法则：温补脾肾，和胃行气。

处方举例：熟附子6克，肉桂3克（焗服），吴茱萸6克，补骨脂8克，山萸肉8克，肉豆蔻6克，五味子6克，砂仁6克，白术10克，炙甘草6克。

加减法：疼痛较甚加玄胡索10克、台乌药10克。

（4）寒邪犯胃。

常见症状：痛势较剧，呕吐清水，得热饮稍安，食寒食则痛较甚，形寒怕冷，舌苔白滑，脉弦紧。

病机分析：寒邪犯胃，遏阻气机，胃气不通，阳气不煦，故胃脘疼痛而遇寒加甚。本证常见于急性胃炎。

治疗法则：温中散寒，行气止痛。

处方举例：厚朴10克，草豆蔻6克，陈皮6克，砂仁6克，高良姜8克，吴茱萸6克，桂枝12克，香附8克，党参15克，甘草6克。

加减法：痛甚加玄胡索10克、台乌药10克。

2. 热痛

常见症状：胃脘灼痛，嘈杂善饥，口干苦，大便秘结，小便短赤，舌质红，舌苔干粗色黄，脉弦数。

病机分析：过食辛辣燥热或素体阳热偏盛，热积胃脘，扰动胃气，故胃脘痛而灼热嘈杂。本证常见于慢性胃炎急性发作期，亦可见于慢性萎缩性胃炎。

治疗法则：清热和胃止痛。

处方举例：黄连6克，黄芩8克，白芍12克，川楝子6克，甘草6克，丹参15克。

加减法：大便秘结加大黄10克、炒莱菔子15克；胃阴受损加麦冬10克、芦根20克、生谷芽20克；积滞甚加枳实8克、藿香10克、炒莱菔子15克。

3. 实痛

包括肝气犯胃、瘀血阻滞两类证型。

（1）肝气犯胃。

常见症状：性情急躁易怒，喜太息，脘痛连及胸胁，轻重无定，发作每与情绪有关，吞酸嗳气，大便或结或溏而不爽，舌边暗红，脉弦。

病机分析：肝气郁结，横逆犯胃，胃失和降，气逆、气滞而痛。本证常见于急性胃炎或胃神经官能症。

治疗法则：疏肝理气，和胃止痛。

处方举例：柴胡6克，白芍12克，枳壳6克，香附8克，青皮6克，当归6克，丹参12克，茯苓12克，川芎6克，川楝子8克，甘草6克。

加减法：嘈杂吞酸加煅瓦楞子15克；郁热较甚，大便秘结不畅加虎杖20克。

（2）瘀血阻滞。

常见症状：痛如锥刺，痛处不移，拒按，日轻夜重，食下则痛，甚则下柏油样黏黑便，舌质暗红有瘀斑，脉弦涩。

病机分析：久痛入络，气滞血瘀，络脉受伤，故胃脘痛而可伴见内出血症状。本证常见于充血、糜烂性胃炎或胃、十二指肠溃疡。

治疗法则：活血化瘀，理气止痛。

处方举例：当归6克，生地黄12克，桃仁8克，红花6克，赤芍10克，川芎6克，枳壳6克，乳香6克，甘草6克。

加减法：疼痛较甚加玄胡索10克、青皮6克；若排出柏油样黑便（胃或十二指肠溃疡出血）加服云南白药0.5克，1日3次。

（四）诊治要诀

（1）本病可因气滞血瘀，迁延日久，局部失于气血濡养，以致腐肉损肌，形成溃疡病灶，治疗失宜可发展至出血。故治疗过程中，如溃疡病灶较难愈合，宜调理气血，温养脾胃，补托生肌，以促进溃疡愈合。

（2）对胃痛之治疗，常先治其标，后治其本，"理气止痛"为临证常用之法，在疼痛稍瘥之后，应审证察因而治其本。证属病邪阻滞（如寒热、食滞等）者，当祛其邪；属肝气郁结者，当疏肝理气止痛，选用香附、柴胡、延胡索等药；属食滞者，则当消导；若体质素弱，脾胃阳虚而痛者，又当温脾散寒，选用高良姜、附子、党参、白术等药；若属胃阴不足，则宜益胃养阴，选用石斛、沙参等药，并酌加益气之品，以达"阳生阴长"之效。

（3）如见出血，宜按寒热性质辨证用药。出血较多，宜急固其气，以防气随血脱，可先投独参汤补气摄血。对虚寒证出血，宜温阳益气以止血，可用黄土汤加减；对热证出血，可投凉血止血之剂，如选用藕节炭、生地黄、山栀炭、地榆等。云南白药止血效果颇佳，血热者可迳用之，虚寒者可用浓煎独参汤送服。

（五）备用成方

1. 黄芪建中汤（《金匮要略》）

功效主治：调补脾胃虚弱之通用方，并有甘缓止痛之效。

组成：黄芪，桂枝，芍药，炙甘草，生姜，大枣，饴糖。

2. 香砂六君子汤（《医方集解》）

主治：脾胃虚弱、大便溏、脘腹胀痛。

组成：党参，白术，茯苓，甘草，半夏，陈皮，木香，砂仁。

3. 附子理中汤（《太平惠民和剂局方》）

主治：阳虚内寒、五更泄泻、胃痛。

组成：熟附子，党参，白术，干姜，甘草。

4. 厚朴温中汤（《内外伤辨惑论》）

主治：寒邪犯胃、形寒怕冷、呕吐清水之胃痛。

组成：厚朴，陈皮，茯苓，木香，草豆蔻，干姜，炙甘草。

5. 柴胡疏肝汤（《景岳全书》）

主治：肝气犯胃，胃脘痛连胁肋。

组成：柴胡，陈皮，川芎，赤芍，枳壳，香附，甘草。

6. 膈下逐瘀汤（《医林改错》）

主治：瘀血阻滞，胃脘实痛。

组成：桃仁，牡丹皮，赤芍，乌药，延胡索，当归，川芎，五灵脂，红花，枳壳，香附，甘草。

7. **黄土汤（《金匮要略》）**

主治：虚寒型之胃痛出血。

组成：灶心黄土，熟附子，白术，熟地黄，阿胶，黄芩，甘草。

七、呕　　吐

（一）概说

呕吐是由于胃气上逆，受纳通降功能失常，以致食物经口反出体外的一种病证。前人分有声无物为呕，有物无声为吐，但实际上两者常并同发生，故通称为呕吐，而将有声无物者称为干呕。

呕吐是胃失和降引起的病变，不仅外邪犯胃、饮食失宜、痰饮停阻等能窒阻胃气而引起呕吐，劳倦伤脾，或大病之后致脾胃虚弱、胃阴亏乏，情志郁结伤肝致肝气犯胃等，亦均能影响胃气的正常通降而致呕吐。故临床必须审证求因，分型论治，才能使胃气和调，通降机能复常而呕吐得止。

（二）辨证要领

（1）审辨病因。引起呕吐的原因颇多，临证时除了从询问病史了解起病原因外，还应从呕出物的量、味，呕声的高低强弱，以及其他兼见证候，如腹痛、腹泻、发热恶寒等，审证求因，然后从因论治，庶可不误。

（2）辨清寒热虚实。呕吐病机有寒热虚实之别，亦须从呕出物之性味及舌脉等兼见证候加以辨析。大凡呕出物腐败酸臭者，多实多热；呕出未消化食物，臭味不甚，或泛吐清水者多虚多寒；食入即吐者多实多热；食后良久方呕者多虚多寒；得热呕剧，饮冷稍舒者多实多热；遇冷呕剧，进食辛温热辣稍舒者多虚多寒。

（三）分型论治

1. 风寒犯胃

常见症状：呕吐较频，哕哕连声，呕出物多为未消化食物，兼见发热恶寒，舌苔薄白，脉浮弦或浮紧。

病机分析：风寒外邪侵犯胃腑，遏阻脾胃气机，胃失和降，上逆而致呕吐。急性胃炎或胃肠型感冒可见此证。

治疗法则：疏解风寒，和胃止呕。

处方举例：白芷6克，藿香10克，苏叶8克，苍术6克，陈皮6克，茯苓12克，法半夏10克，生姜3片，甘草6克。

加减法：恶寒较甚加防风6克、荆芥6克；挟热加黄芩10克、芦根15克。

2. 湿热呕吐

常见症状：呕吐较剧，呕出物酸臭，呕声重浊，大便或秘结或溏烂不爽，常伴见胃脘胀满甚或疼痛，口干口臭、小便短赤。由感受暑湿而得者，则见发热汗出，面赤而垢。舌红苔黄腻或黄干，脉数。

病机分析：湿热内蕴，水谷失于运化，贮积胃脘，扰动胃气，胃气上逆而致呕吐。本证常见于急性胃炎。

治疗法则：清热化湿，和中止呕。

处方举例：藿香10克，黄芩10克，枳实6克，竹茹10克，法半夏10克，茯苓12克，大豆卷10克，陈皮6克，甘草6克，生姜3片。

加减法：热盛加黄连6克；湿浊较甚加厚朴8克、蚕沙10克；夏月感受暑湿而呕吐加佩兰10克、滑石15克；感受秽浊而致呕吐送服玉枢丹3克。

3. 饮食积滞

常见症状：呕吐腐酸，脘腹胀满疼痛，嗳气，大便溏烂而臭，舌苔厚腻，脉滑。

病机分析：饮食不节，脾运失健，水谷积留胃脘，发酵腐败，扰动胃气而致呕吐。

治疗法则：消导积滞，和胃止呕。

处方举例：藿香6克，厚朴8克，陈皮6克，苍术6克，法半夏8克，神曲12克，麦芽15克，茯苓10克，甘草3克，生姜3片。

加减法：腹胀较甚加炒莱菔子12克；积热加黄连6克；腹泻加火炭母20克。

4. 痰饮中阻

常见症状：恶心呕吐，呕出物多痰涎或为水饮，伴见眩晕、胸闷、心悸等，舌胖苔白或腻，脉弦滑。

病机分析：痰饮积留于肠胃，遏阻中焦气机，胃气不降，饮邪上逆而致呕吐。本证常为痰饮病的常见病候。

治疗法则：化痰蠲饮，和胃止呕。

处方举例：法半夏10克，茯苓12克，陈皮6克，泽泻10克，白术8克，厚朴6克，生姜3片。

加减法：呕吐较甚加藿香10克、苏梗8克；痰多加胆南星6克、鲜竹沥15克；寒饮加干姜6克、细辛3克；眩晕较甚加天麻6克。

5. 脾胃虚寒

常见症状：呕吐时作，呕出物多为未消化食物，甚或泛吐清水，伴见腹满便溏，纳呆肢倦，面色苍白，舌淡胖苔白，脉濡缓。

病机分析：脾胃虚寒，运化无力，食物不能及时消化吸收，留积胃脘，扰动胃气而致呕吐。本证常见于慢性胃炎、胃下垂或久病消化功能低下者。

治疗法则：健脾和胃，温中止呕。

处方举例：党参12克，白术10克，茯苓12克，干姜6克，砂仁6克，陈皮6克，厚朴6克，法半夏10克，炙甘草6克。

加减法：虚寒较甚，泛吐清水可加吴茱萸6克、益智仁6克；肾阳亦虚加熟附子6克、肉桂3克（焗服）。

6. 胃阴亏虚

常见症状：呕吐时作，呕声短促，呕吐物量少，甚或干呕无物，口干喜饮，饥不欲食，胃脘有灼热嘈杂感，舌红瘦，苔少而干，脉细数。

病机分析：胃为燥土，喜润恶燥，胃阴亏少，胃失润降，气机上逆而致呕吐。本证常见于慢性胃炎、胃癌或食道癌，亦可见于热病后期胃津亏损较甚者。

治疗法则：养阴生津，和胃止呕。

处方举例：沙参12克，石斛10克，天花粉6克，芦根20克，生谷芽15克，竹茹10克，枇杷叶10克，甘草3克，生姜2片。

加减法：呕吐较甚加清半夏6克、黄连3克。

7. 肝气犯胃

常见症状：呕吐酸苦水，胃脘胀痛嘈杂，连及胸胁，嗳气频作，心烦善怒，舌红苔薄白或薄黄，脉弦。

病机分析：肝气犯胃，土受木克，胃气上逆而致呕吐。本证常见于急、慢性胃炎，亦可见于胆囊炎等肝胆病变。

治疗法则：疏肝理气，降逆和胃止呕。

处方举例：柴胡6克，白芍10克，枳实8克，香附6克，竹茹10克，苏梗8克，法半夏10克，甘草3克，生姜3片。

加减法：嘈杂吞酸加黄连6克、吴茱萸3克；便秘加大黄10克（后下）；胁痛加川楝子6克、青皮6克。

（四）诊治要诀

（1）治呕吐重在除去引致胃气逆而不降的原因。如风寒犯胃者须解散风寒，湿热壅阻者须清热化湿，痰浊中阻者宜化痰泄浊，有热者须清热，有寒者须散寒或温阳，阴津亏损者须养阴生津。致病原因除去，则胃气和顺而呕吐自止。

（2）半夏、生姜功擅止呕，有化湿和中，温通降浊的作用，最宜用于痰浊食滞中阻引起之呕吐，对其他原因引起之呕吐亦常有良效。但两者性味皆辛温，故热较甚或胃阴亏损者用之宜慎，必用时可配黄连以辛开苦降，或配养阴生津药以制其辛燥伤阴之弊。

（3）本证须与呃逆、噎膈、反胃等相联系和鉴别，可参阅有关内容，互相参照比较。

（4）孕妇于妊娠早期常有呕吐之证候，称妊娠呕吐或妊娠恶阻。一般在3个月左右呕吐自止，轻者不需治疗，重者可用香砂六君子汤或橘皮竹茹汤和胃降浊止呕，但方中半夏辛降滑利，前人有"动胎"之说，用之宜慎。

（5）脑部撞挫伤造成脑震荡后，常出现头痛、呕吐症状，治疗须活血散瘀为主，兼顾止呕，可用通窍活血汤加全蝎、天麻、法半夏等。

（五）备用成方

1. 藿香正气散（《太平惠民和剂局方》）

功效主治：解表化湿，和胃止呕，可治风寒犯胃之呕吐。

组成：藿香，厚朴，苏叶，陈皮，大腹皮，白芷，茯苓，白术，半夏曲，桔梗，甘草，大枣。

2. 温胆汤（《千金方》）

功效主治：和胃降浊，清热化痰，可用治湿热痰饮壅阻胃气所致之呕吐。

组成：枳实，竹茹，法半夏，陈皮，茯苓，甘草，生姜。

3. 保和丸（《丹溪心法》）

功效主治：消食导滞，可用治伤食积滞呕吐。

组成：山楂，炒神曲，茯苓，半夏，陈皮，莱菔子，连翘。

4. 玉枢丹（《百一选方》，一名"紫金锭"）

功效主治：祛痰辟秽，可治感受秽浊而致之呕吐。

组成：山慈菇，千金子，红芽大戟，麝香，朱砂，雄黄，五倍子。

5. 香砂六君子汤（《时方歌括》）

功效主治：补脾温中健胃，治脾胃虚寒之呕吐。

组成：木香，砂仁，党参，白术，茯苓，陈皮，法半夏，炙甘草。

6. **橘皮竹茹汤（《金匮要略》）**

功效主治：益气清热，和胃降逆，治胃虚有热之呕吐。

组成：橘皮，竹茹，人参，大枣，生姜，甘草。

7. **益胃汤（《温病条辨》）**

功效主治：养胃生津，治胃阴亏虚之呕吐、呃逆。

组成：沙参，麦冬，生地黄，玉竹，冰糖。

8. **左金丸（《丹溪心法》）**

功效主治：清肝行气解郁，治肝气犯胃之呕吐吞酸。

组成：黄连，吴茱萸。

9. **通窍活血汤（《医林改错》）**

功效主治：辛润活血，祛瘀通窍，可治外伤瘀血停积脑部引起之呕吐。

组成：红花，桃仁，赤芍，川芎，麝香，生姜，大枣，葱，黄酒。

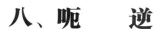

八、呃　　逆

（一）概说

呃逆是胃气冲逆，喉间连续发出呃呃声的一种症状。《黄帝内经》称之为"哕"，后世简称为"呃"。本证病因不一，有因胃寒，浊阴上干而致；有因胃热，痰火上扰胸膈而致；有因情志郁结，肝逆气滞而致；有因食滞胃脘，胃气上逆而致，亦有由于久患胃病，胃虚痰浊瘀阻；或者呕吐过甚，胃虚膈热；或者病中过食生冷或辛热，用药过投苦寒、燥烈药物；或者大病、久病或新产之后元气大虚而致者，总属厥逆之气扰乱胃脘、胸膈而然。临床上常见于胃痛、伤食、吐泻、热病后期、产后等。因一时饮冷受凉，吞咽过急，偶然发作，顷刻恢复者，不作病论。

（二）辨证要领

（1）本证辨证要点在于分清寒热虚实，并注意寒热错杂，虚实相兼情况。

（2）从呃声的高低、有力无力辨别虚实，再结合脉证分析。虚证要分清中气虚、胃阴虚、肾气虚；实证要区别痰、火、食、郁。

（3）大病久虚，孤阳上越之呃，最宜细辨，切勿误作火证。患者面色红，但泛红娇嫩，舌则淡胖，呃声有时可高，但高而不亢，亦不连续。如有连续频作，大汗淋漓，已是虚阳脱失，阴阳离决的恶候。

（三）分型论治

1. 胃寒呃逆

常见症状：呃声低缓，面色淡黯，喜热恶冷，口淡乏味，或呕吐清涎，腹中隐痛，大便不实，舌淡白滑润，脉象迟缓或弦细。

病机分析：脾胃阳气虚馁，或因感寒而阳气受郁，胃脘失于温煦，清阳不升，浊阴上逆而作呃。常见于阳虚体质者所致生之胃痉挛。

治疗法则：温胃降逆止呃。

处方举例：丁香6克，草豆蔻6克，党参15克，炮干姜8克，柿蒂10克，伏龙肝20克，肉桂3克（焗服），炙甘草

6克。

加减法：呕吐加炮吴茱萸6克、法半夏10克；腹泻加炒白术12克。

2. 胃火呃逆

常见症状：呃逆频频，呃声清亮，面红息促，喜冷恶热，口苦口渴，烦躁便秘，舌红苔黄干，脉象滑数。

病机分析：火热犯胃，胃受热灼，胃气奔迫上逆而作呃。本证常见于热病里热炽盛阶段。

治疗法则：清泄胃火，降逆止呃。

处方举例：橘皮6克，姜竹茹10克，黄连6克，枇杷叶10克，黄芩10克，炒枳实6克，麦冬10克，生甘草6克。

加减法：热盛加石膏20克；口渴加天花粉10克、石斛6克；大便秘结加大黄10克（后下）。

3. 食滞呃逆

常见症状：呃声粗浊，口气酸臭，胸脘痞满，腹痛嗳腐，舌苔垢腻，脉象弦滑。

病机分析：食滞胃脘，腐浊秽毒之气扰动胃气，上逆而致呃。本证常见于过食生冷或辛辣刺激性食物，或误食有毒物品者。

治疗法则：消导食滞，和胃止呃。

处方举例：厚朴6克，制陈皮6克，法半夏10克，六神曲10克，麦芽12克，枳壳6克，丁香3克，槟榔8克，柿蒂10克，生姜3片。

加减法：呕吐加藿香6克、竹茹10克；脘腹痛加砂仁壳6克、草豆蔻6克；大便不畅去丁香，加枳实10克、大黄8克。

4. 气郁呃逆

常见症状：呃声频频而短促，面色苍黄，胸闷心烦，胁肋胀痛，嗳气吞酸，舌红苔白或薄黄，脉弦或涩。

病机分析：气机郁结，遏阻胃气，胃气不降，上逆而呃。本证常见于神经性呃逆或膈肌痉挛之类患者。

治疗法则：疏肝理气，和胃降逆。

处方举例：柴胡6克，枳壳8克，茯苓10克，白芍15克，代赭石20克，丁香6克，柿蒂8克，降香8克，橘皮6克，甘草3克。

加减法：胸闷痛加郁金8克；胁痛加香附10克、川楝子8克；兼夹痰热去丁香，加黄芩10克、竹茹10克。

5. 阴虚呃逆

常见症状：呃声短促无力，口干咽燥，胸膈烦热，饥不欲食，唇舌红干，脉象细数。

病机分析：肺胃阴亏，津液枯少，虚火、燥热内逼，肺胃气机上逆而为呃逆。本证常见于热病后期肺胃津亏较甚，阴液受损者

治疗法则：清热养阴，润燥止呃。

处方举例：南沙参12克，石斛10克，麦冬12克，竹茹10克，柿蒂8克，橘皮6克，生地黄15克，枇杷叶10克，茯苓12克。

加减法：大便燥结较甚加火麻仁15克、杏仁12克。

6. 气虚呃逆

常见症状：呃声低微，断续无力，面色㿠白，短气懒言，动辄汗出，唇舌淡白无华，脉象细弱。

病机分析：脾肾肺胃阳气虚衰，肾失摄纳，肺失肃降，脾胃升降无力而清阳不升，浊阴不降，气机上逆而致呃逆。本证久病见之，常为恶候，提示预后不良。

治疗法则：补气潜纳，降逆止呃。

处方举例：党参30克，代赭石20克，白术12克，北芪20克，茯苓12克，山萸肉12克，五味子6克，肉桂3克（焗服），沉香3克（焗服）。

加减法：元气虚甚欲脱者，送服黑锡丹6克，重镇潜纳元阳以挽救虚脱。

（四）诊治要诀

（1）治呃逆一般以和胃降逆为常法。但虚证呃逆，中气虚者须重补脾益气；胃阴虚者须重益胃养阴；脾肾阳虚者则须温补脾肾，摄纳潜镇。

（2）寒呃宜温宜散，寒去则气自舒；热呃宜降宜清，热除则气自平；寒热夹杂者可寒热并用，如吴茱萸合黄连，丁香合柿蒂之类。

（3）虚证忌过用降气理气，气耗则难摄纳；实证忌腻补，腻滞留邪则气难平。

（4）中焦呃逆，其声粗短，多为胃家实火，易治；下焦呃逆，其声绵长，多是阴阳衰竭之虚证，较为难治。

（五）备用成方

1. 丁香柿蒂汤（《症因脉治》）

主治：寒呃呕吐，胸闷，脉迟。

组成：丁香，柿蒂，人参，生姜。

2. 橘皮竹茹汤（《济生方》）

主治：胃虚有热，呃逆干呕。

组成：橘皮，竹茹，半夏，枇杷叶，生姜，大枣，人参，炙麦冬，甘草，赤茯苓。

3. 旋覆代赭汤（《伤寒论》）

主治：胃气虚弱，痰浊内阻，嗳气呃逆，胃脘痞硬。

组成：旋覆花，人参，代赭石，半夏，大枣，生姜，生甘草。

九、噎　膈

（一）概说

噎为呃逆呕出，膈为阻格不下。本病以吞咽困难，食即呕出，大便燥结不通为特征，故名。古方书有称本病为关格者。

本病多因平时过嗜辛热厚味，燥热内结；或因性郁善怒，损肝伤脾，以致津血枯燥，痰瘀凝结而成。现代医学之食道癌、食道狭窄、幽门梗阻、贲门痉挛及一些胃癌等，多属本病范畴。

本病起病较为缓慢，初起以气逆不顺，吞咽不适为主，随病情发展，胃气日衰，痰瘀日甚而致饮食不下，大便阻绝，最后终因气血衰败，胃气竭绝而不可救药，故早期积极治疗甚为重要。

（二）辨证要领

（1）津血枯燥，气虚不运是病之本，痰瘀凝结，阻隔不通是病之标，病属本虚标实，临床须辨析虚实之轻重多少，才能正确施治。

（2）大便燥结程度常是本病病情轻重的标志，燥结愈甚说明津血愈枯，瘀结愈深。病之末期，往往见大便燥坚，色黑如羊屎，数日以至旬月才得排便一次，为病情深重之表现。

（3）本病上格下关，呕逆与便秘并见，须与呃逆、反胃、便秘等证相鉴别，大致可从病程之长短、呕吐与进食的时间关系、吞咽困难之有无等辨析之。

（三）分型论治

1. 痰气阻结

常见症状：吞咽不适，隐隐作痛，似有物阻，进食硬质食物尤甚，呕出痰涎黏稠量多，胸闷不舒，大便不畅，时有燥结，舌苔白而均匀，脉弦细或弦涩。

病机分析：痰结胸脘，气机阻滞，胃失通降，隔塞不通，故吞咽不适，进食梗阻。常见于食道炎、贲门痉挛或胃神经官能症等病。

治疗法则：理气化痰，润燥启膈。

处方举例：郁金6克，枳壳6克，瓜蒌仁10克，南沙参12克，甜杏仁10克，浙贝母12克，半夏曲10克，陈皮6克，姜汁半汤匙（冲）。

加减法：大便艰涩秘结加草决明15克；呃逆甚加沉香2克（磨汁冲）。

2. 痰瘀凝结

常见症状：吞咽时梗阻疼痛，食入噎出，呕出物多黏痰浊物，气味秽臭，甚则水饮难下，大便燥结色黑，状如羊屎，数日甚至旬月一行，形体消瘦黧黑，舌质紫暗，舌苔白厚而黏腻，脉细涩。

病机分析：痰气阻结日久，顽痰胶结，瘀血内凝，痰瘀互结而成肿块，梗阻食道，闭塞肠胃气机，上格下关而为噎膈。本证常见于食道及胃部肿瘤。

治疗法则：活血润燥，软坚化瘀。

处方举例：丹参15克，赤芍15克，当归尾8克，玄胡索10克，桃仁10克，红花6克，天竺黄6克，瓜蒌仁8克，胆南星8克，土鳖6克。

加减法：呕甚加半夏10克、姜汁半匙，或先调服玉枢丹3克；瘀结较甚，疼痛较剧加五灵脂8克，或三七末3克（冲）；便秘加鲜首乌20克、草决明15克。

3. 脾胃衰败

常见症状：食饮不下，呃逆频频，呕吐涎沫，大肉脱失，形容枯槁，肌肤甲错，气息低微，面浮足肿，舌质淡胖或紫胀，苔白腻如积粉或光嫩无苔，脉微弱。

病机分析：噎膈已甚，气机阻闭，胃气衰败，水谷不下，化源枯绝，根本已败，预后不良。常见于食道和胃肠恶性肿瘤晚期。

治疗法则：补脾养胃，调气降逆。

处方举例：太子参20克，白术6克，茯苓15克，扁豆15克，淮山药20克，鸡内金6克，砂仁6克，丁香3克，代赭石20克（先煎），炙甘草6克，生姜2片，陈仓米30克。

加减法：呕甚加半夏曲10克。

（四）诊治要诀

（1）噎膈固是痰瘀阻结，气逆不降之病，但患者每有津血枯燥之体质，大便干结难下即是其征，因此理气豁痰化瘀均宜润而不宜燥，以免更耗津血，于病反为不利。

（2）本病饮食吞咽困难，食物宜以流质为主，朱丹溪"韭汁牛乳饮"既富于营养，易于纳受，且有养营散瘀润燥之效，实为良好之饮食疗法。呕逆较甚加姜汁，兼瘀加藕汁，燥热加梨汁，一般可加赤砂糖或甘蔗浆温炖饮用。

（3）西医之食道癌及一些胃癌，中医辨证每属噎膈范围，此类疾病，按噎膈进行辨治，固可缓解吞咽困难及便秘症状，增强体质，但尚应配合其他抗癌方药实行治疗，才能争取较长之缓解期或冀其治愈。

（4）据临床所见，食道癌患者初起除觉吞咽困难，胸骨后不适外，舌苔每见薄白均匀如敷碱或如积粉，故见此征象者，宜引起注意而细心诊察。

（5）临床上尚有反胃一证，主要表现为朝食暮吐，暮食朝吐，与噎膈之吞咽困难，即食即吐不同，其病机多为脾肾阳衰，水谷不能腐熟消化。此证常见于幽门痉挛、幽门狭窄等引起之梗阻及神经性呕吐等病，当以温补脾肾，益火消阴为治，可用大建中汤或理中汤加附子、桂枝、吴茱萸、丁香、半夏之类。对于单纯脾虚不运者亦可用大半夏汤加丁香、砂仁、干姜、白术等。

（五）备用成方

1. 启膈散（《医学心悟》）

功效主治：理气化痰，治痰气郁结之噎膈。

组成：沙参，茯苓，丹参，川贝母，郁金，砂仁壳，荷叶蒂，杵头糠。

2. 活血润燥生津散（朱丹溪）

功效主治：生津活血润燥，治内燥血枯血瘀之噎膈。

组成：当归，白芍，熟地黄，天冬，麦冬，天花粉，桃仁，红花。

3. 参苓白术散（《太平惠民和剂局方》）

功效主治：补脾养胃，配合理气健脾药可作噎膈后期脾胃衰败之治疗。

组成：人参，茯苓，白术，扁豆，淮山药，甘草，莲肉，砂仁，薏苡仁，桔梗，大枣。

4. 韭汁牛乳饮（朱丹溪）

功效主治：养营散瘀润燥，治反胃噎膈。

组成：韭汁，牛乳。

5. 大建中汤（《金匮要略》）

功效主治：温中暖下，降逆止呕，治反胃证而脾肾阳衰者。

组成：人参，川椒，干姜，饴糖。

6. 大半夏汤（《金匮要略》）

功效主治：补脾养胃止呕，治反胃呕吐。

组成：半夏，人参，白蜜。

十、泄　　泻

（一）概说

泄泻是指大便稀薄，排便次数增多，时时溏泄，甚至泻出如水样的症状。《黄帝内经》称为泄，后世统称泄泻。其病有因感受寒、热、暑、湿等外邪，使脾运失健而致；有因饮食不节，暴饮暴食，过食肥甘生冷，宿食不化而致；有因情志郁结，肝气犯脾而致；有因脾胃虚弱或肾阳虚馁，命门火衰，失于温养，腐熟无权而致。

临床上常见于消化不良症、慢性胃肠炎、肠结核、结肠炎、胃肠功能紊乱等所引起的腹泻。

（二）辨证要领

（1）首辨外感内伤，区别寒热虚实，辨证过程应注意虚实兼夹情况。

（2）从大便性质及腹痛情况分清虚实寒热。完谷不化，泻下清稀，大便腥而不甚秽臭者，多属寒证；大便秽臭，排出不畅，但排后脘腹得舒者，多属食积腹泻；腹痛作泻，呈喷射状，痛势急迫拒按，泻后痛减，多属热证实证；排便时滑利而下，病程较长，腹痛不甚，喜按喜温，多属虚寒证。

（3）泄泻之脉多沉。沉迟为寒；沉数为热；沉虚为中气下陷；如泄泻日久，而脉现浮大数者，预后每较差。

（4）注意与痢疾鉴别，可察其排便是否有里急后重，有无兼夹赤白黏冻。

（三）分型论治

1. 寒泻

常见症状：腹中绵痛，肠鸣，大便清稀如鸭粪，无臭味，或伴恶寒发热，呕吐等表证，溺白，舌苔白，脉迟，兼表证则脉浮。

病机分析：寒湿内蕴，或感受风寒，困遏脾胃阳气，脾失运化，大小肠分清别浊功能失常，水谷不分而泄泻。本证常见于急慢性胃肠炎。

治疗法则：散寒利湿，和中止泻。

处方举例：藿香8克，苏叶8克，白芷6克，陈皮6克，厚朴8克，白术10克，茯苓12克，泽泻12克。

加减法：挟风寒表邪加荆芥6克、防风6克；湿重加苍术6克、薏苡仁15克（炒）。

2. 热泻

常见症状：腹痛阵作，泄注频频，痛泻交作，大便黄褐臭秽，肛门灼热，小便热赤，或伴发热、口渴，舌红苔黄，脉滑数。

病机分析：湿热煎迫肠胃，分清别浊功能失常，热性急迫，故痛泻交作而泄注频频。本证常见于急性肠炎。

治疗法则：清热利湿止泻。

处方举例：葛根12克，黄芩10克，黄连8克，甘草3克，金银花12克，滑石20克，车前子10克，木香6克（后下）。

加减法：湿重加厚朴6克、苍术6克；挟食滞加神曲12克、布渣叶20克；挟暑邪加香薷6克、莲叶10克；烦渴加天花粉10克、芦根15克。

3. 湿泻

常见症状：大便溏烂甚或水样，泻而不爽，腹胀肠鸣，呕吐恶心，体重倦怠，小便不利，舌苔白腻，脉濡缓。

病机分析：水湿内盛，遏阻脾胃气机，肠道泌别清浊功能失常，水谷不分，泻而俱下。本证可见于急慢性肠炎。

治疗法则：和中化湿止泻。

处方举例：白蔻仁6克，藿香12克，苍术6克，生薏苡仁20克，厚朴8克，滑石20克，茯苓12克，大腹皮10克，枳壳8克。

加减法：兼热加黄芩8克、黄连6克；腹泻较甚加火炭母

20克。

4. 食积腹泻

常见症状：胸脘痞满，嗳腐吞酸，腹痛拒按，痛而即泻，泻后痛减，大便酸臭如败卵，舌苔浊垢，脉弦滑。

病机分析：饮食积滞，得不到及时运化而积留于肠胃，腐败变质，产生秽浊毒素，扰乱胃肠气机，水谷清浊不分，传化失常而为泄泻。

治疗法则：和中消导，健脾止泻。

处方举例：神曲10克，山楂10克，炒莱菔子15克，陈皮6克，法半夏10克，茯苓12克，连翘10克，麦芽15克。

加减法：食滞偏重加枳实10克、槟榔8克；伤肉食加鸡内金10克；伤食瓜菜生冷加藿香10克、砂仁6克；伤食虾蟹海鲜加紫苏8克、生姜3片。

5. 肝木犯脾

常见症状：腹泻而胸胁胀闷疼痛，嗳气，常因情绪激动而诱发，矢气频频而排便不畅，舌边红，脉弦。

病机分析：肝木横逆侮脾，脾气受克而运化失常，水谷不能正常消化吸收而为腹泻。本证常见于慢性结肠炎所致之腹泻。

治疗法则：舒肝理脾止泻。

处方举例：白术10克，白芍12克，防风6克，陈皮6克，砂仁壳6克（后下），茯苓12克，枳壳8克，香附8克。

加减法：腹痛加台乌药10克；肝郁化热，大便黏滞不畅加青皮6克、黄芩10克。

6. 脾虚泄泻

常见症状：脘腹胀闷不舒，面色萎黄，肢体倦怠乏力，胃纳不振，大便溏烂，或挟带未消化食物，舌淡苔白，脉

临证一得

77

细弱。

病机分析：脾气虚衰，运化无力，消化、吸收功能低下，故水谷不化而为泄泻。本证亦常为慢性结肠炎的一种类型。

治疗法则：温中健脾止泻。

处方举例：党参15克，白术10克，茯苓15克，炙甘草6克，陈皮6克，白蔻仁6克，干姜6克，砂仁6克（后下）。

加减法：腹痛加白芍15克、台乌药8克；消化不良加鸡内金8克、炒麦芽20克。

7. 肾虚泄泻

常见症状：久泻不已，黎明前后腹痛，痛则作泻，泻后较舒，大便稀薄溏烂，甚或完谷不化，脘腹清冷而喜温喜按，形寒肢冷，腰膝酸软，舌淡胖，脉沉细弱。

病机分析：脾肾阳虚，命火衰微，火不生土，水谷失于腐熟蒸腾而便溏泄泻。常因慢性泻利日久而致，亦多见于慢性结肠炎。

治疗法则：温壮命门相火，补土止泻。

处方举例：熟附子6克，肉桂3克（焗服），补骨脂10克，益智仁6克，肉豆蔻6克，炒白术10克，五味子6克。

加减法：久泻不止，或有脱肛者加北芪18克、党参15克、石榴皮10克、赤石脂18克。

（四）诊治要诀

（1）脾伤湿胜为泄泻之主因，故泻多兼湿，初宜分利脾胃之湿，次则渗利下焦。实证则当以祛邪为主，不可骤用补涩，以免固闭邪气。风寒外袭宜疏解，暑热宜清化，伤食宜导滞，湿盛必分利。泻利日久，脾气下陷，清阳不升，则宜升提补气。

（2）泄泻日久，或反复发作，耗伤正气，多属虚证，治以扶正为主，不宜过于分利，以防津枯阳陷。如久泻脱肛，治宜升提补气固涩，可重用北芪、党参，选用石榴皮、赤石脂、罂粟壳等收涩固脱。

（3）前人有"治湿不利小便非其治也"之说，但利水有宜忌。一般暴注新病及形体较壮者，利小便可以实大便；久泻既耗阴津，亦损元气，气阴俱伤，则不宜分利，利之则阴伤而耗气，故宜从温补脾肾，益气养阴为治。

（4）治疗过程宜调适饮食，注意卫生，忌服油腻、生冷之品，并避免腹部受凉。

（五）备用成方

1. 胃苓汤（《丹溪心法》）

主治：脾胃湿泻，纳呆肢倦。

组成：苍术，厚朴，陈皮，泽泻，白术，桂枝，茯苓，猪苓，甘草。

2. 理中汤（《伤寒论》）

主治：脾胃虚寒，食少，腹痛泄泻。

组成：党参，白术，干姜，炙甘草。

3. 四神丸（《证治准绳》）

主治：脾肾阳虚，五更泄泻，脉沉迟。

组成：肉豆蔻，五味子，补骨脂，吴茱萸，大枣、生姜。

4. 藿香正气散（《太平惠民和剂局方》）

主治：感受寒邪，湿浊中阻，腹泻，腹胀闷，呕恶。

组成：藿香，紫苏，白芷，桔梗，白术，厚朴，半夏曲，大腹皮，茯苓，陈皮，甘草，生姜，大枣。

5. **葛根黄芩黄连汤（《伤寒论》）**

主治：湿热泄泻，发热，便臭秽，脉数。

组成：葛根，黄芩，黄连，甘草。

6. **保和丸（《丹溪心法》）**

主治：食滞泄泻。

组成：山楂，六神曲，法半夏，莱菔子，茯苓，陈皮，连翘。

十一、痢　疾

（一）概说

痢疾古称"滞下"，是以腹痛、腹泻、里急后重、大便带黏液脓血为主症的肠道疾病，常见夏秋季节。

本病的发生，多由外受暑湿、疫毒之气，内伤饮食生冷不洁之物，损及肠胃而成。湿热、疫毒、寒湿之邪壅塞肠中，气血与之相搏结，使肠道传道失司，脉络受伤，气血凝滞、腐败，化为脓血而痢下赤白；气机阻滞，腑气不通则腹痛、里急后重。若痢久失治，则可伤脾，而后及肾，导致脾肾两虚。

临床有从病因分类，有从症状分类。从病因分类者，有风痢、寒痢、暑痢、湿痢、疫痢、水谷痢等；从症状分类者，有赤痢、白痢、五色痢、休息痢、噤口痢等。

除了现代医学的细菌性痢疾、阿米巴痢疾之外，急慢性结肠炎以及结肠肿瘤等，亦常出现里急后重或便下黏液脓血症状而概括于中医所称的"痢疾"之中，可参考本病分型论治。

（二）辨证要领

（1）痢疾分类虽繁，但主要在于辨别寒热虚实。应注意湿热的偏重，病程的久暂，病情的缓急。一般而言，热重于湿而邪偏血分者便下赤多白少；湿重于热而邪偏气分者，则白多赤少；痢初起多属实，久痢则多虚。

（2）感受疫毒疠气，发病急骤，高热，呕吐，迅速内陷营血，而出现神昏、痉厥等险候者，多是疫毒痢；下痢而不欲进食者，称为噤口痢；时发时止，伴倦怠等症者，为休息痢；下痢日久，证见脾肾阳虚者，为虚寒痢。

（3）痢疾里有积滞，必见腹痛腹胀；湿热则小便短赤，肛门坠痛，舌红苔腻。

（三）分型论治

1. 湿热痢

常见症状：腹痛，痢下赤白脓血相杂，量少而次数频多，里急后重，肛门灼热，或伴有恶寒发热，口干苦而黏，小便短赤，舌苔白腻或黄腻，脉滑数或濡数。其热偏盛者，腹痛、里急后重较明显，痢下赤多白少；湿偏盛者，身热不扬，伴有恶心胸闷，痢下白多赤少。

病机分析：感受湿热秽毒邪气，或者湿浊蕴积肠道，阻滞气血，熏灼肠壁，故便下黏液脓血；肠道气机阻滞，故便意频频而里急后重。

治疗法则：清利湿热，疏导滞气。

处方举例：黄连6克，黄芩10克，白芍15克，生甘草6

克，木香10克（后下），槟榔8克，大黄10克（后下），金银花15克，马齿苋30克。

加减法：初起兼有恶寒发热、头痛等表证，加荆芥6克、葛根15克、防风6克；若热重于湿，便下赤多白少，或纯赤黏冻，加白头翁30克、凤尾草30克、枳实10克；若湿重于热，便下白多赤少，苔白腻，脉濡数者，去大黄加苍术6克、陈皮6克、厚朴8克。

2. 疫毒痢

常见症状：发病迅猛，壮热，口渴，头痛烦躁，痢下鲜红或紫色脓血，里急后重，或腹痛剧烈，或伴有寒战，恶心呕吐，甚至昏迷痉厥，舌质红，苔黄腻或干燥，脉滑数或细数。

病机分析：感受疫毒疠气，故发病急暴；疫毒之邪灼伤肠道，煎迫气血，故痢下脓血或鲜血；邪毒深入营血分，故可见神昏痉厥等。

治疗法则：清热凉血，解毒止痢。

处方举例：白头翁30克，黄连8克，黄柏8克，黄芩10克，秦皮12克，赤芍12克，牡丹皮10克，金银花15克，连翘12克，地榆15克。

加减法：若疫毒内陷心营，高热神昏，加服紫雪丹、至宝丹或安宫牛黄丸等泻火凉营开窍；神昏抽搐加钩藤15克、羚羊角粉1～2克（兑冲）；若面色苍白，四肢厥冷，汗出，脉微弱，为阳气将脱，宜先救急，灌服参附汤，配合针灸以回阳固脱后再治痢疾。

3. 虚寒痢

常见症状：久痢，下痢稀薄，带黄白黏冻，或紫暗黏液，甚则滑泄不禁，脱肛，下腹隐痛，喜温喜按，纳呆神倦，畏寒肢冷，腰酸，面色萎黄，舌淡，苔白，脉沉细弱。偏寒湿者，身体困重，胃纳呆滞，胸脘痞闷，舌苔白腻。

病机分析：痢疾日久，脾胃受损，中气虚陷，清阳不升，受纳、运化、传导功能失常，气血虚衰而为虚寒久痢。

治疗法则：温补脾肾，佐以固涩。

处方举例：①治虚寒痢疾，下痢稀薄，神倦肢冷者：党参15克，白术12克，干姜6克，炙甘草6克，肉桂3克（焗服），熟附子8克，白蔻仁6克，茯苓12克，木香6克，诃子肉10克。

加减法：中气下陷，滑泻脱肛，去木香加升麻6克、北芪18克、赤石脂20克。

②治虚寒痢之偏于寒湿而痢下赤少白多，胸脘痞闷，头身困重者：苍术8克，白术8克，厚朴10克，茯苓12克，泽泻10克，猪苓10克，陈皮6克，枳实8克，炮姜6克，木香8克（后下），肉桂3克（焗服）。

4. 休息痢

常见症状：下痢日久不愈，时发时止，每因饮食不节而诱发。发作时腹痛里急，便下脓血，平时倦怠纳减，舌质淡，苔腻，脉沉细；久痢伤阴者，心烦口干，体虚乏力，舌红绛，脉细数。

病机分析：痢疾迁延不愈，邪正俱衰但邪气未除去，邪正相持，正气胜则病情暂时休止，邪气胜则痢疾复作，因而成为时作时止之休息痢。

治疗法则：①健脾益气，清热化湿止痢；②滋阴益气，养血清热止痢。

处方举例：①治休息痢之脾胃气虚，湿热淹滞者：党参12克，白术10克，茯苓15克，甘草6克，黄连6克，白芍

12克，地榆15克，木香8克（后下），白头翁20克，秦皮12克。

②治休息痢而见阴虚症状者：沙参15克，白芍15克，黄连6克，阿胶6克（烊化），炮姜6克，乌梅8克，地榆12克，当归6克，甘草6克。

加减法：湿热余邪未清加白头翁20克、马齿苋30克。

（四）诊治要诀

（1）本证多因湿热积滞发病，初起即宜清热解毒化湿，调气导滞，切忌温补收涩；若兼寒热表证，宜配合解表，外疏内通。久病虚证，应着重扶正，调理脾胃，不能一味攻邪。

（2）治痢疾除热祛湿，导积滞外，可佐以调气和血，气血调和通畅则赤白黏滞可止。

（3）初痢宜通，但大下或分利太过则伤津耗气；久痢则宜固肠敛涩，但过于固敛则反有留邪之弊。赤痢重在调血，白痢重在调气，气调则后重自除，血和则脓便自愈。

（4）噤口痢为痢疾之危重者，其证为下痢较甚而不欲饮食，甚则反见呕吐呃逆，当防其胃气败绝。治疗宜以和胃降浊为主，热毒盛结合清热解毒，用黄连、白头翁之类。休息痢宜扶正祛邪并用，以调理脾胃为主，如补益脾胃之人参、石莲子之类；胃阴伤宜结合养胃阴，如麦冬、石斛、粳米之类。

（五）备用成方

1. 芍药汤（《素问病机气宜保命集》）

主治：湿热痢，腹痛便脓血。

组成：芍药，黄芩，黄连，当归，肉桂，甘草，槟榔，木香，大黄。

2. 白头翁汤（《伤寒论》）

主治：疫毒痢，泻下脓血。

组成：白头翁，秦皮，黄连，黄柏。

3. 葛根芩连汤（《伤寒论》）

主治：下痢兼表证。

组成：葛根，黄芩，黄连，炙甘草。

4. 开噤散（《医学心悟》）

主治：久痢饮食不进。

组成：人参，黄连，石菖蒲，丹参，石莲子，茯苓，陈皮，冬瓜子，陈仓米，荷叶蒂。

5. 温脾汤（《千金要方》）

主治：虚寒久痢，四肢不温。

组成：人参，甘草，干姜，附子，大黄。

十二、便　　秘

（一）概说

便秘是常见症状，因胃肠传化功能失常所致。证有虚实，实者因燥热内结，或阴寒内凝，而致腑气不通，治疗以通腑气，利肠胃为主；虚者每因气血津液亏少，肠枯不润，传送无力，因而大便干结难以排出，治疗则以养血、生津、润肠、益气为主。

本篇讨论以便秘为主要见证者,包括习惯性便秘、热病后便秘及一些慢性疾病过程中之便秘。但其治疗原则亦同样适用于外感热病急性期的便秘。

(二)辨证要领

(1)从腹满拒按与否辨别实秘与虚秘。

(2)从大便干结与否辨别气虚便秘与津亏便秘。

(3)从口臭口渴与否辨别寒秘与热秘。

(三)分型论治

1. 实热便秘

常见症状:大便干结,数日一排,腹满痛拒按,口臭唇干,面赤而垢,小便短赤,舌质红,苔黄干燥,脉实而数。

病机分析:里热结实,腑气不通,水谷糟粕失于传化,聚结于肠道,不能正常排出而致便秘。

治疗法则:清泻腑热,通下结粪。

处方举例:大黄10克(后下),黄芩10克,枳实8克,赤芍12克,芒硝12克(冲)。

加减法:腹胀较甚去赤芍加厚朴10克;热盛津伤,肠道失润加玄参15克、生地黄15克、麦冬12克。

2. 虚火便秘

常见症状:大便干燥,难于排出,心烦口干,甚则五心烦热,面色潮红,舌红瘦,苔薄黄燥,脉细数。

病机分析:虚火内灼,耗伤津液,肠道失润,大便干结难于排出。本证常见于阴虚火旺体质或热病后期虚火未清者。

治疗法则:滋阴清热,润下通便。

处方举例：玄参18克，生地黄18克，麦冬12克，白芍12克，知母10克，草决明15克。

加减法：秘结较甚加芒硝10克（冲）；伤津较甚加沙参12克、玉竹12克；虚热较甚加青蒿10克（后下）、秦艽12克。

3. 肠燥便秘

常见症状：大便排出困难，临厕努力挣扎而仍艰涩不下，偏于血虚者可见面色苍白，头眩心悸，舌淡嫩少苔，脉细涩无力。

病机分析：气血不足，津液亏少，肠道干枯失润，大便燥结而排出困难。本证常见于习惯性便秘之属于津血亏虚者。

治疗法则：增液润肠通便。

处方举例：火麻仁12克（打），杏仁12克（研泥），郁李仁12克（打），鲜首乌18克，白芍15克，炙甘草6克，蜂蜜50克（兑冲）。

加减法：血虚加当归8克、熟地黄15克、阿胶10克（烊）；秘结较甚加玄参15克、草决明15克。

4. 气虚便秘

常见症状：大便数日不下而无所苦，但常不干燥，临厕虚坐努责，汗出短气，甚则肛门胀坠，脱出不收，平素面色苍白无华，神疲肢倦，舌质淡胖，脉虚弱。

病机分析：中气不足或胸中大气斡旋无力，或者肾气虚弱，气化不行，大便无力排出而留结于肠道。常见于习惯性便秘之属于脾肺气虚者。

治疗法则：益气润肠通便。

处方举例：黄芪20克，党参15克，白术12克，黄精20

克，苁蓉15克，当归8克，草决明15克，炙甘草10克。

加减法：肾虚加胡桃仁15克（捣烂）、补骨脂8克、菟丝子18克；肛门胀坠，脱出不收加升麻6克、柴胡6克。

5. 寒凝便秘

常见症状：大便干结不下，腹中攻痛，得温则舒，四肢不温，面色青白，口淡或有咸味，舌质暗而胖润，苔白滑或中见灰黑，脉沉迟。

病机分析：阴寒内盛，阳气衰微，肠道失于温煦，下焦不通，浊阴不降，留积凝结于体内而为便秘。常见于久病肾阳虚损而阴寒内盛者。

治疗法则：温阳散寒通便。

处方举例：干姜8克，熟附子10克，白术12克，细辛6克，厚朴10克，川椒6克（炒），大黄10克（后下）。

加减法：寒凝较甚加熟硫黄6克（吞服）。

（四）诊治要诀

（1）便秘有虚有实，习惯性便秘及热病后便秘，尤以虚证为多，未可一见便秘辄用摧荡攻下。

（2）大黄为常用泻药，泻下作用较猛，有将军之称。但久煎则所含泻下成分被分解破坏，故用于通便须后下。番泻叶通便作用甚速，效果安全可靠，且无大黄之继发便秘之弊，用于习惯性便秘，可起暂时通便作用。但有时服后有腹痛之副作用。草决明、鲜首乌，均为润下之良品，用之不伤正，堪称体质虚弱者之通便良药。

（3）养成定时排便习惯对改善习惯性便秘的症状有好处。

（4）噎膈患者中后期，大便常秘结坚硬如羊屎，此为瘀结伤阴，血枯津损所致，治宜活血养血，兼以润燥通便，可用通幽汤之类。

（五）备用成方

1. 调胃承气汤（《伤寒论》）

功效主治：通便泻热，适用于实热便秘。本方去甘草加厚朴、枳实为大承气汤，泻下作用更强。

组成：大黄，芒硝，甘草。

2. 增液汤（《温病条辨》）

功效主治：增液养阴润下。本方合调胃承气汤名为增液承气汤，有泻热、养阴、通便作用。

组成：玄参，生地黄，麦冬。

3. 五仁丸（《世医得效方》）

功效：润肠通便。

组成：桃仁，杏仁，柏子仁，松子仁，郁李仁，陈皮。

4. 麻子仁丸（《伤寒论》）

功效主治：泄热润肠通便，治"脾约"证。

组成：麻子仁，杏仁，白芍，大黄，枳实，厚朴，炼蜜为丸。

5. 润肠丸（《脾胃论》）

功效：活血祛风，润肠通便。

组成：当归，大黄，桃仁，麻仁，羌活，炼蜜为丸。

6. 温脾汤（《千金要方》）

功效：温阳散寒攻下。

组成：人参，附子，干姜，甘草，大黄

7. 通幽汤（《脾胃论》）

功效主治：养血活血，润燥通便，治噎膈便秘。

组成：生地黄，熟地黄，桃仁，红花，当归身，升麻，炙甘草。

十三、胁　　痛

（一）概说

　　肝居胁下，脉布两胁，胆脉循胁，互为表里，故胁痛多关肝、胆二经。本病病机比较复杂，或因肝郁气滞，或因湿热熏蒸肝胆，或因痰饮内蓄所致，亦有因于阳虚寒凝，或血不养肝者。至于跌仆闪挫，恶血停留，或久痛入络，瘀血阻滞，亦能导致胁痛。

（二）辨证要领

　　（1）结合病史，审证求因，辨清气、血、痰、瘀。
　　（2）注意有无痞块存在，若有痞块，说明病在脏腑。若痞块固定不移，则属瘀血内结；若痞块时聚时散，则每为气机郁滞。必要时可做肝、胆、脾超声波检查或胆囊造影以协助诊断。
　　（3）痰饮胁痛常伴见咳逆气促及胸胁膨胀，可配合听诊、透视、触诊等详细检查。

（三）分型论治

1. 肝郁气滞

　　常见症状：每因恼怒忧思诱发或加剧，痛处较广，常及两胁，以胀满感为主，伴胸闷太息，纳差，脉弦或弦紧，两寸关部尤显。若郁久化火，则可兼见心胸烦热，口干苦，脉弦数，舌红苔薄黄。

病机分析：两胁为肝之分野，肝主疏泄，情志过激，肝气郁结，气血不舒，故两胁疼痛。常见于神经官能症。

治疗法则：疏肝理气止痛。

处方举例：柴胡6克，郁金8克，玄胡索10克，川楝子6克，赤芍15克，川芎6克，青皮6克，枳壳6克，甘草6克，香附8克。

加减法：气郁化火去川芎、香附，加丹参12克、山栀子6克；体质怯弱者可去柴胡、青皮、枳壳，改用素馨花10克、佛手10克、橘络6克。

2. 瘀血内着

常见症状：常因胸胁部外伤，或因气郁日久所致。痛处固定不移，如锥如刺，入夜痛甚，胁下或可摸及痞块，舌有瘀斑或紫色，脉弦涩。若瘀热内结，可伴见口干，不欲多饮但喜漱口，舌质红挟有瘀斑。

病机分析：瘀血停留，滞阻肝脉，两胁气血不通，故疼痛而痛处固定。常见于肋间神经痛或肝硬化、肝肿瘤等病变。

治疗法则：行气活血，祛瘀止痛。

处方举例：泽兰10克，桃仁10克，红花6克，当归尾8克，川芎8克，玄胡索12克，柴胡6克，香附6克，青皮6克。

加减法：胁下有痞块加炮山甲6克、五灵脂10克；瘀热去川芎、当归尾、香附加茜草根10克、川楝子8克、天花粉10克；疼痛较甚加乳香6克、没药6克或三七末3克（冲服）。

3. 痰饮内停

常见症状：胸胁胀满疼痛，有掣引感，转侧不利，咳唾痰多，咳则痛甚，甚则喘促短气，舌苔白而厚，脉多沉弦。

病机分析：肝失疏泄，肺失宣肃，三焦气化不利，水饮停积于胸胁而为疼痛。本证常见于胸膜炎、胸腔积液等病。

治疗法则：理气化痰，行水逐饮。

处方举例：白芥子6克，葶苈子8克，茯苓15克，白术10克，桂枝8克，泽泻10克，川椒目4克，防己12克。

加减法：水饮较盛，胸胁胀满明显，喘促短气者加甘遂末1克（冲服）。

4. 肝胆湿热

常见症状：胁肋胀痛，右侧为甚，可放射至右肩背，有时可在右侧剑突下扪及痞块，胸闷不舒，口苦溺赤，或见面目发黄，舌红苔黄腻，脉弦数。

病机分析：湿热熏蒸肝胆，肝失疏泄，胆汁郁留，胀于胁肋而疼痛。常见于胆囊炎、急性黄疸型肝炎等病。

治疗法则：清泄肝胆湿热。

处方举例：柴胡6克，赤芍12克，山栀子8克，牡丹皮10克，龙胆草8克，溪黄草20克，绵茵陈20克，田基黄20克。

加减法：疼痛较甚加玄胡索12克、川楝子8克，大便秘结加大黄10克（后下）。

5. 阳虚寒凝

常见症状：胁肋胀痛拘急，遇寒加剧，得暖稍舒，形寒畏冷，痛甚则面色白中带青，舌胖淡或青紫，脉虚弦。

病机分析：阳气虚馁，阴寒内凝，肝气郁结不舒，胀于胁肋而疼痛。常见于肋间神经痛或慢性肝炎等病。

治疗法则：暖肝理气止痛。

处方举例：当归8克，川芎6克，台乌药10克，小茴香6克，吴茱萸6克，香附10克，青皮6克，肉桂3克（焗服）。

加减法：阳虚寒甚加细辛4克、干姜6克；痛势较甚加沉香末3克（冲）、玄胡索10克。

6. 阴血不足

常见症状：胁肋隐隐作痛，似有灼烧感，得按稍舒，心烦口干，头晕耳鸣，舌红瘦少苔，脉弦细数。

病机分析：阴血不足，肝失濡养，肝气不舒而作痛。可见于慢性肝炎、肋间神经痛等多种病证。

治疗法则：滋阴养血，柔肝止痛。

处方举例：当归6克，白芍12克，熟地黄15克，枸杞子12克，麦冬12克，郁金8克，川楝子8克，丹参15克。

加减法：胁下有痞块加鳖甲12克（炙）、牡蛎20克；兼肾阴亏加地骨皮10克、知母8克；大便燥结加胡麻仁10克、何首乌15克。

（四）诊治要诀

（1）胁痛有虚有实，而以实证为多。临床应注意久痛未必为虚，新痛未必皆实，如瘀血胁痛，可因于久痛入络；痰饮胁痛，失治亦可迁延日久而痰饮未去。故《金匮要略》旋覆花汤、十枣汤皆攻逐之剂而用于胁痛日久者。至于阴血亏虚之胁痛，即是初发，亦未可作实证治疗。临证当以舌脉及痛状审辨虚实，勿为病程新久所囿。

（2）阴血亏虚之胁痛，常兼气郁，但治疗不宜过于香燥，以免劫耗阴血，可用合欢花、素馨花、白蒺藜之类理气解郁，郁金为理气药中之润品，用之亦颇适宜。

（3）临床偶有个别病例由痰阻经络而致胁痛者，与痰饮胁痛不同，治疗当以涤痰为主，结合理气止痛，此类胁痛多是顽痰胶着，故当用涤痰药中之较峻者，可用涤痰汤（姜半夏、胆南星、橘红、枳实、茯苓、人参、石菖蒲、竹茹、甘草）或指迷茯苓丸（芒硝、枳实、半夏、茯苓）加白芥子、青礞石之类。

（4）伤寒少阳病亦可有胸胁满痛症状，必伴口苦咽干、往来寒热，可用仲景小柴胡法。

（五）备用成方

1. 柴胡疏肝汤（《景岳全书》）

功效：疏肝理气止痛。

组成：柴胡，陈皮，川芎，赤芍，枳壳，香附，炙甘草。

2. 龙胆泻肝汤（《医方集解》）

功效：清泻肝胆湿热。

组成：龙胆草，山栀，黄芩，柴胡，生地黄，车前子，泽泻，木通，甘草，当归。

3. 旋覆花汤（《金匮要略》）

功效主治：理气化瘀，治肝着证。

组成：旋覆花，新绛，葱。

4. 复元活血汤（《医学发明》）

功效主治：祛除胁下瘀积，用于跌仆损伤胁痛。

组成：柴胡，天花粉，当归，红花，炮山甲，桃仁，酒大黄，甘草。

5. 十枣汤（《金匮要略》）

功效：行水逐饮。

组成：红芽大戟，甘遂，芫花，大枣。

6. **暖肝煎（《景岳全书》）**

功效：暖肝理气止痛。

组成：肉桂，乌药，小茴香，茯苓，当归，枸杞子，沉香，生姜。

7. **一贯煎（《柳州医话》）**

功效：养阴柔肝。

组成：沙参，麦冬，当归，枸杞子，生地黄，川楝子。

十四、黄　疸

（一）概说

黄疸以目黄、身黄、小便黄为主要临床表现。病因病机有由于感受湿热时邪疫毒，或饮食不当，湿热互阻脾胃，熏蒸肝胆而致者；有由于脾胃虚寒或内伤不足，脾失健运，肝失疏泄，湿浊阻郁，胆汁外溢而致者；亦有因瘀血内结，胆道阻塞，不循常道外溢而致者。临床分为阳黄、阴黄两大类。

本证以肝胆病变为多见，现代医学的黄疸型肝炎、肝硬化、钩端螺旋体病、胆道疾患以及药物或其他原因所致的溶血性黄疸，可参考本证辨治。

（二）辨证要领

（1）诊治黄疸先分阴阳。阳黄多属湿热，应辨别湿与热的孰轻孰重；阴黄则宜分清寒湿或瘀血内结。

（2）阳黄常伴发热，黄色鲜明如橘色，小便黄赤短涩，病程较短，属湿热实证。阴黄发热不明显，黄色晦暗如烟熏，病程较长，属虚寒证。

（3）阳黄迁延失治，或过用苦寒药，损伤脾阳，可转为阴黄；阴黄过用温燥药，伤阴化燥，或重感时邪，亦可变为阳黄，但多是虚中挟实，病情更为复杂。

（4）突然高热，黄疸迅速加深，伴有神昏烦躁，衄血、便血、发斑等症状者，为热毒内陷营血，乃黄疸危候，称为急黄，应积极抢救。

（5）注意询问既往病史、接触史，检查有无胁痛、腹痛腹胀、痞块等，并注意了解患者体质状况。

（6）本证应与病后发黄、虫病黄胖、失血萎黄等鉴别。

（三）分型论治

1. 湿热黄疸

常见症状：黄疸而全身面目肌肤皆黄，黄色鲜明如橘色，小便黄赤量少，甚如浓茶，发热烦渴，呕恶纳呆，大便秘结，或脘腹胀满，胁肋疼痛，舌苔黄腻，脉象弦数。若湿重于热者，黄色稍暗淡，身热不扬或不发热，头重体倦，大便溏，舌苔淡黄厚腻，脉濡或滑。

病机分析：湿热蕴结脾胃，熏灼肝胆，肝失疏泄，腑气不通，胆汁排泄失常，郁留于里并外溢于肌肤而为黄疸。本证常见于急性黄疸型肝炎、胆囊炎、胆道梗阻以及急性感染所致的溶血性黄疸。

治疗法则：①热重于湿：清热利湿退黄；②湿重于热：行气化湿退黄。

处方举例：①清热利湿退黄：茵陈20克，栀子8克，生大黄10克（后下），虎杖20克，溪黄草20克，田基黄20克。

加减法：脘腹胀痛加枳实8克、厚朴10克；呕逆加竹茹12克、黄连6克；胁痛加郁金8克、川楝子8克。

②行气化湿退黄：茵陈20克，猪苓12克，泽泻12克，白术10克，藿香10克，车前子10克，佩兰梗10克（后下），白蔻仁6克，加减法同上。

2. 寒湿黄疸

常见症状：肌肤面目发黄，黄色晦暗不泽，神倦纳呆，脘闷腹胀，形体消瘦或虚胖，小便不利，大便不实，舌质淡，苔白厚腻，脉濡缓。

病机分析：寒湿困阻，脾气不运，肝胆疏泄失职，胆汁潴留，外溢肌肤而为黄疸。本证多见于慢性肝炎或胆囊炎、肝硬化或肝肿瘤等病。

治疗法则：温脾化湿，利胆退黄。

处方举例：绵茵陈20克，熟附子8克，白术10克，干姜6克，法半夏10克，甘草6克，茯苓15克，苍术8克，党参12克。

加减法：兼肾阳虚衰而见手足逆冷、畏寒、溏泻者干姜炮用，并加肉桂末3克（冲服）；胁痛加郁金8克、香附10克；胁下痞块加炙鳖甲15克、煅牡蛎20克、青皮6克。

3. 瘀结黄疸

常见症状：身目黄而晦暗，胁下有痞块，胀痛不舒或有压痛，食欲减退，大便色黑，舌质青紫或有瘀斑，脉弦细涩。

病机分析：肝胆气机郁结不通，日久而气滞血瘀，痰浊聚结，胆汁排出受阻，外溢肌肤而发黄。可见于慢性肝炎、肝硬化或肝肿瘤。

治疗法则：行气活血，化瘀退黄。

处方举例：桃仁10克，红花6克，赤芍12克，牡丹皮10克，五灵脂10克，当归8克，炙鳖甲15克，丹参15克，川芎6克，香附10克，青皮8克。

加减法：胁痛较甚加玄胡索10克、川楝子8克。

4. 毒陷急黄

常见症状：发病急骤，黄疸迅速加深，身目呈深黄色，高热口渴，烦躁不安或神昏谵语，腹胀胁痛，或鼻衄、齿衄、呕血、便血，身发斑疹，或出现腹水，小便深黄如浓茶，舌质红绛，舌苔黄腻，或黄褐干燥，或光绛无苔，脉象弦数或细数。

病机分析：邪毒内陷，熏灼肝胆，煎迫胆汁，外溢肌肤而发黄。本证最为急重凶险，救治不及时可致死亡。常见于急性坏死型肝炎、中毒性肝炎，也可见于急性感染所致之败血症。

治疗法则：解毒凉血，散瘀退黄。

处方举例：水牛角30克（代犀角），茵陈30克，山栀子8克，赤芍12克，青天葵15克，牡丹皮12克，石菖蒲6克，黄连6克，生地黄15克。

加减法：可配服片仔癀3克（分2次服），神昏谵语用安宫牛黄丸1粒或至宝丹1.5～3克灌服。本证危急，可中西医密切配合抢救。

（四）诊治要诀

（1）黄疸必须目黄、身黄、尿黄三者俱备，尤以目黄为先见症状，眼白黄色均匀。中老年人内眼角见淡黄色而无全眼白黄染者，并非黄疸，应加细辨。产妇出血过多、病后气血大亏而面色萎黄者，不属本证范畴。

（2）湿热炽盛，高热不退，火毒燔灼者，应及时结合清解热毒，以犀角地黄汤、清营汤之类先安其未受邪之地，防其毒陷昏厥。

（3）致黄之因由于湿，病变主要在中焦肝胆脾胃，实者湿从热化，虚者湿从寒化。热者宜清利湿热，寒者宜温脾化湿。素体阳虚，虽见阳黄，亦不能苦寒太过，以致重伤脾阳而迁延难愈。

（4）有因砂石、虫体阻塞胆道而致胆汁外溢发黄者，应结合病因辨证治疗。

（五）备用成方

1. 茵陈蒿汤（《伤寒论》）

主治：湿热黄疸。

组成：茵陈，栀子，大黄。

2. 茵陈五苓散（《金匮要略》）

主治：黄疸小便不利。

组成：茵陈，茯苓，桂枝，泽泻，猪苓，白术。

3. 茵陈四逆汤（《张氏医通》）

主治：阴黄脉沉细，肢体冷，腰以上自汗。

组成：茵陈，炮姜，炙甘草，附子。

4. 千金犀角散（《千金要方》）

功效主治：凉血解毒退黄，治急黄。

组成：犀角，黄连，升麻，山栀子，茵陈。

临证一得

十五、积　　聚

（一）概说

积聚是指腹腔内结块，并且带有胀满或疼痛的病证。积证痛有定处，可触及块状物；聚证时聚时散，痛无定处，一般先因气滞成聚，日久则血瘀成积，故临床常积聚并称。主要原因有情志郁结，气机阻滞，或饮食不节，损及脾胃，或寒热失调导致脏腑气血失和，以致气血瘀结，湿浊凝聚成痰，痰浊瘀血搏结而成，故其病变与肝、脾二脏关系最密切。现代医学的肝脾肿大、腹腔肿瘤、胆囊疾患、肠梗阻、胃肠功能紊乱等，可参考本证辨治。

（二）辨证要领

（1）积聚临床常先见气聚，久则血瘀成积，故前人有谓"积为脏病，聚为腑病"。主要说明积证病程长，病位较深，病情较重，较为难治；聚证病程短，病位较浅，病情较轻，较为易治。故不应单纯理解为积证就是五脏的病变，聚证就是六腑的病变。

（2）积聚应与痞满鉴别，痞满是一种自觉症状，感觉上腹部痞塞不通，胀满难忍，但未触及块状物。另外，积聚亦应与疝气相鉴别，疝气为腹腔内容物凸出肌表，或阴囊肿胀有肿块积液，与积聚分属不同病证。

（三）分型论治

1. 气机郁滞成聚

常见症状：肿块软而不坚，游走不定；时聚时散，时隐时现；胀痛明显，脘腹胸胁不适，每与情志激动有关，舌苔薄白，脉弦细。

病机分析：肝气郁滞，疏泄失职，脾胃气机不通，滞气留结于肠胃胸腹而成聚。本证常见于胃肠痉挛或梗阻。

治疗法则：疏肝理气散结。

处方举例：木香6克（后下），青皮6克，枳壳10克，川楝子8克，乌药10克，槟榔8克，桂枝10克，香附8克。

加减法：肝经郁热而口苦舌红者，去桂枝加左金丸10克以泄肝清热；腑实便秘加大黄10克（后下）。

2. 食滞痰阻致聚

常见症状：脘腹胀满，疼痛拒按，常有条状物聚起在腹部，纳呆，呕吐嗳气，便秘，苔腻，脉弦紧。

病机分析：食滞胃脘，或湿浊留积肠胃，肠胃气机不通，胀起而为聚。本证常见于急慢性胃肠炎或过敏性结肠炎等病。

治疗法则：行气消滞，化湿和中。

处方举例：法半夏10克，神曲10克，枳实8克，乌药8克，厚朴10克，麦芽15克，陈皮6克，炒莱菔子15克。

加减法：滞气较甚加香附8克、青皮6克；挟热加黄芩8克、连翘12克。

3. 痰瘀结留成积

常见症状：胁下或腹部肿块胀起疼痛，有形而固定不移，形体消瘦倦怠，面色青黄或黧黑，纳呆，大便或秘结或溏烂，舌青紫或有瘀斑，脉弦细或涩滞。

病机分析：肝失疏泄，脾失运化，肾失温煦，气化不行，气滞血瘀，水湿痰浊与瘀血裹结而生成积块。肝脾肿大、腹腔肿瘤，多属本证。

治疗法则：行气活血，化瘀消痰，软坚散结。

处方举例：桃仁10克，红花6克，当归8克，赤芍12克，五灵脂10克，丹参15克，香附8克，蒲黄8克，炙鳖甲12克。

加减法：体质虚弱，不耐攻逐者，可配合服用八珍汤、十全大补汤等扶助正气而攻补兼施。

（四）诊治要诀

（1）治疗积聚，首当扶正而除邪，前人有"气愈耗而积愈大""养正积自除"之说。故化瘀消痰散结等攻逐方法宜与补益扶正相结合。若积聚未久而元气未损者可攻，而积聚较久而元气已衰者当予缓攻，并须注意培脾养胃，通畅气机，使正气渐复。故前人又有"一攻十补"之说，强调必须避免过用攻逐而损伤正气。

（2）本证治则，可参照《医宗必读》所言"初者，病邪初起，正气尚强，邪气尚浅，则任受攻；中者，受病渐久，邪气较深，正气较弱，任受且攻且补；末者，病魔经久，邪气侵凌，正气消残，则任受补"的原则，确定攻补的先后及多少。

（五）备用成方

1. 大七气汤（《医学入门》）

主治：适用于气血郁阻之聚证。

组成：青皮，陈皮，桔梗，藿香，肉桂，甘草，三棱，莪术，香附，益智仁，生姜，大枣。

2. 膈下逐瘀汤（《医林改错》）

主治：适用于瘀在膈下，形成积块者。

组成：桃仁，牡丹皮，赤芍，乌药，延胡索，当归，川芎，五灵脂，红花，香附，甘草，枳壳。

3. 木香顺气散（《沈氏尊生书》）

主治：适用于肝郁气滞之聚证。

组成：木香，青皮，陈皮，甘草，桂心，川芎，枳壳，川朴，乌药，香附，苍术，砂仁。

十六、水　　肿

（一）概说

　　水肿是指体内水液潴留，泛于肌肤，引起头面、四肢、腹部甚至全身呈现浮肿的病证。其致病因素较多，除了外感风寒水湿等邪气外，其他引起脏腑气化功能失常，影响体内水液代谢的多种因素亦可导致水肿发生。在病机方面，其病以肺、脾、肾三脏的气化功能失调为主。因水湿的运行，有赖于肺气的宣发、肃降，脾气的运化、转输，肾气的温化、蒸腾。如果肺气宣降失职，则不能通调水道，下输膀胱；脾气运化失职，则不能转输水谷，运化水湿浊物；肾气温化失职，不能蒸腾水液，则开阖不利，从而导致三焦决渎功能失常，影响膀胱之气化，小便之通利，水湿内停而发生水肿。本病临床上常以阳水、阴水二型分辨其证治。现代医学的急慢性肾炎、内分泌功能失调、肝硬化、充血性心力衰竭、营养障碍等疾病所出现的水肿，可参考本证辨治。

（二）辨证要领

（1）首先辨别阴水、阳水。一般以起病急，开始时面部浮肿，兼有外感症状，脉沉数者为阳水；病程长，肿势渐起，下肢及腹部浮肿较甚，无外感症候，脉沉迟虚细者为阴水。

（2）阳水病位主要在肺、脾，主要是气机通降失常，水液代谢障碍，属实证或实中挟虚；阴水病位主要在脾、肾，属虚中挟实，主要是机体阳虚，气化功能低下所致。阳水久延，正气日虚可转为阴水，阴水复感外邪而肿势加剧，可形成本虚标实证，故两者可互相转化，正如张景岳所说："（水肿）其本在肾，其标在肺，其制在脾。"临证宜细辨。

（3）肿与胀之区分，全身水肿谓之"肿"，腹部胀满谓之"胀"。程钟龄谓："目窠与足先肿，后腹大者，水也；先腹大后四肢肿者，胀也。然水亦有兼胀者，胀亦有兼水者，按其先后多寡而治之。"

（三）分型论治

1. 阳水

（1）风水泛溢。

常见症状：起病较急，常先有恶寒发热，头面浮肿，继则四肢或全身浮肿，小便不利，或有咳喘、咽喉肿痛或肢节酸痛，舌质红，苔薄白，脉浮。

病机分析：风邪外感，遏阻肺气，肺失宣发肃降，三焦气机不利，水道不通，水液积留，溢于肌表而为水肿。本证常见于急性肾小球肾炎。

治疗法则：疏风宣肺利水。

处方举例：麻黄8克，石膏20克（先煎），白术10克，茯苓皮15克，桑白皮15克，杏仁10克，甘草4克，生姜3片。

加减法：咽喉肿痛加连翘12克、牛蒡子10克；面肿甚加蝉蜕6克、防风6克；皮肤疮疡加野菊花12克、蒲公英15克、紫花地丁15克。

（2）水湿浸渍。

常见症状：浮肿较甚，按之凹陷且午后腿肿较甚，身重困倦，胸闷腹胀，纳呆，小便短少，舌苔白腻，脉沉缓。

病机分析：脾运失健，气化不行，水液代谢障碍，积留于内外，泛溢于肌肤而成水肿。常见于慢性肾炎、心源性水肿、营养不良性水肿等正气虚衰尚不甚者。

治疗法则：健脾渗湿，行气利水。

处方举例：桂枝10克，白术10克，茯苓15克，泽泻12克，猪苓12克，生姜皮6克，大腹皮12克，陈皮6克，桑白皮12克，草果6克。

加减法：汗出恶风，浮肿较甚，小便不利，可加防己12克、黄芪15克；腹胀纳呆加厚朴10克、鸡内金6克；气虚加党参12克、黄芪15克；湿热壅盛实证可用疏凿饮子（方见下）。

2. 阴水

（1）脾阳虚。

常见症状：浮肿下肢尤甚，或见大腹肿起，按之凹陷不起，面色萎黄，脘闷纳少，便溏，肢体倦怠乏力，小便短少，舌淡胖苔白滑，脉沉细缓。

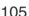

病机分析：脾阳虚衰，无力运化水湿，水湿潴留，充斥于体内外而为水肿。慢性肾炎、肝硬化腹水、营养不良性水肿均可见此证。

治疗法则：温阳益气，运脾化湿行水。

处方举例：黄芪18克，党参12克，白术10克，茯苓15克，熟附子6克，干姜6克，草果仁6克，炙甘草6克，厚朴8克，木香6克（后下）。

（2）肾阳虚衰。

常见症状：全身浮肿而以腰以下肿甚，按之如泥，腰身酸重，形寒神疲，畏寒肢冷，面色灰滞或㿠白，心悸气促，大便溏烂，舌质淡胖，苔白润或灰黑而润，脉沉细迟缓。

病机分析：肾阳虚馁，温煦无力，累及脾肺阳气亦虚，三焦气化功能低下，肺失通调水道，脾不运化水湿，肾不化气行水，水液积聚于内外而成水肿。本证常见于慢性肾炎、心源性水肿等之后期。

治疗法则：温肾壮阳，化气利水。

处方举例：熟附子8克，肉桂3克（焗服），党参15克，白术12克，茯苓15克，泽泻12克，炙甘草6克，白芍12克，淮牛膝12克，生姜3片。

加减法：气逆喘促加沉香3克（焗服）、五味子10克；腰膝酸重加补骨脂10克、川续断12克、巴戟天10克；脘腹胀闷加木香6克（后下）。

（四）诊治要诀

（1）《素问·汤液醪醴论》提出本病治疗法则为"开鬼门、洁净府"，即通过发汗及利尿以驱逐其潴留的水液。《金匮·水气病脉证并治篇》谓："诸有水者，腰以下肿当利小便：腰以上肿，当发汗乃愈。"上述治则，用之得当，能取速效。但有其局限性，一般只能用于阳证、实证，而不宜单独用于阴证、虚证。

（2）治疗上宜分脏腑虚实。肺虚者宜温其上，脾虚者应补其中，肾虚者宜暖其下。水肿兼表证应宣肺发汗与健脾利水同用；如水肿反复发生，导致脾肾阳虚，应益气健脾温肾，扶正助阳，并佐以利水渗湿。水肿消退后，宜调理脾肾，以巩固疗效。

（3）水肿患者饮食忌辛辣燥热，亦不宜腻滞寒凉，肿胀甚时，应适当减少食盐。起居应防止受寒感冒，以避免复发加重。

（4）阳水证多见于现代医学的急性肾炎，阴水证多见于现代医学的慢性肾炎、肾病综合征、心源性水肿等，而慢性肾炎以脾肾阳虚较多见，治宜温补脾肾。另本病后期常有脾肾亏虚而挟湿浊不化、尿少甚至尿闭等症，类似现代医学之尿毒症，治宜利湿降浊与温脾补肾相兼，不可单纯分利清泄。

（五）备用成方

1. 疏凿饮子（《济生方》）

主治：阳水通身浮肿，烦躁喘渴，小便不利。

组成：泽泻，商陆，赤小豆，羌活，槟榔，椒目，木通，秦艽，茯苓皮，生姜。

2. 实脾饮（《济生方》）

主治：脾阳虚衰，阴水发肿。

组成：白术，炮附子，炙甘草，炮干姜，大腹子，茯苓，木香，木瓜，草豆蔻，厚朴，大枣。

3. **五皮饮（《中藏经》）**

主治：湿热积于脾经，面目四肢浮肿。

组成：陈皮，桑白皮，大腹皮，茯苓皮，生姜皮。

4. **真武汤（《伤寒论》）**

功效：温肾壮阳，化气行水。

组成：附子，白术，茯苓，芍药，生姜。

5. **济生肾气丸（《济生方》）**

功效：温补肾气，利尿行水。

组成：地黄，茯苓，山药，山萸肉，牡丹皮，泽泻，牛膝，车前子，肉桂，附子。

6. **越婢加术汤（《金匮要略》）**

功效：祛风解表，宣肺利水。

组成：麻黄，石膏，白术，甘草，生姜，大枣。

十七、淋　　证

（一）概说

小便频数，滴沥不爽，溺时涩痛，伴小腹拘急胀痛为主症者，称淋证。主要病机是下焦湿热、膀胱气化不利，且常与七情所伤，嗜食辛辣、肥腻等有关。日久不愈，往往伤及脾、肾，形成脾肾两虚，虚实兼夹，病情缠绵，反复发作。临床分为石淋、血淋、膏淋、气淋、劳淋五种，合称五淋。包括现代医学的泌尿系感染、泌尿系结石和肿瘤、前列腺疾患、乳糜尿等。

（二）辨证要领

（1）本证应针对病因、病机分型论治。五淋虽各自症状不同，但相互之间又有一定的联系：如血淋初起，溺时热涩疼痛，尿色红赤，多属湿热，但日久不愈则脾肾耗伤，形成虚实兼夹病机，故湿热淋久延不愈，或治疗不当，亦可转为劳淋。

（2）临床上，气淋以小便涩滞不畅，少腹胀痛为特征；血淋以小便灼痛，排出血尿为特征；膏淋以尿液混浊，状如膏脂为特征；石淋以溺来中断，或挟有砂石为特征，砂石损伤尿路时，可出现血尿，应与血淋区别；劳淋则以久病，时发时止，缠绵不愈为特征。

（三）分型论治

1. 石淋（砂淋）

常见症状：尿频、尿急、尿痛，甚则小便中断，或伴腰、少腹绞痛，尿色混浊或血尿，尿中挟有砂石。本证可间歇发作，在间歇期，多无明显症状，或仅有腰部酸胀不适。

病机分析：湿热蕴结三焦、膀胱，湿郁热蒸，尿中浊物结成砂石，损伤尿道，阻碍膀胱气化功能，故小便排出不畅而挟带砂石，或有血尿。常见于肾、输尿管、膀胱、尿道等泌尿系结石。

治疗法则：清热利湿，通淋排石。

处方举例：石苇20克，滑石20克，冬葵子12克，车前子12克，瞿麦12克，木通6克，金钱草30克，鸡内金8克，栀子6克，甘草梢6克。

加减法：可加砂牛、海金砂以加强排石功能；小腹胀痛加川楝子、乌药；腰痛甚加川牛膝；大便秘结加大黄、芒硝；血尿加琥珀末（冲服）、小蓟、旱莲草；歇止期血尿及排尿疼痛症状不甚可减去瞿麦、木通、栀子、滑石。

2. **血淋（热淋）**

常见症状：时觉尿道灼热疼痛，小便频数热涩刺痛，尿色黄或血尿，小腹或腰部拘急疼痛，烦渴欲饮，舌红苔黄，脉数或细涩。

病机分析：小肠热盛，或心火下移小肠，小肠分清别浊功能失常，湿热蕴结，熏灼三焦、膀胱，迫血妄行，出于尿道而为血淋。本证常见于急性尿路感染，是泌尿系结石证候之一，亦可见于急性前列腺炎。

治疗法则：清热凉血，利湿通淋。

处方举例：小蓟20克，生地黄15克，萹蓄12克，木通6克，焦栀子8克，滑石20克，牡丹皮10克，甘草梢6克，荠菜20克。

加减法：湿热盛加黄柏6克、白茅根30克；兼见砂淋加金钱草20克、海金沙15克；小腹胀痛，小便挟带小血块或血丝加川牛膝30克。

3. **膏淋**

常见症状：小便混浊如米泔，甚则如膏脂，积塞尿道，排尿不爽或有胀痛，舌质胖，苔白腻，脉滑数。

病机分析：湿浊积聚，脾失运化，小肠分清别浊功能失常，三焦气化不利，饮食膏脂不化精微，流注于膀胱而为膏淋。本证包括西医所称之乳糜尿及诸如高脂血症等出现的小便浑浊。

治疗法则：分清别浊，健脾化湿通淋。

处方举例：草薢20克，石菖蒲10克，茯苓15克，车前子

10克，黄柏6克，芡实20克，莲子肉15克，白术10克，甘草梢6克。

加减法：膏脂明显加牡蛎20克、龙骨20克（先煎）；兼肾虚腰痛较甚加菟丝子15克、益智仁6克、杜仲15克。

4. 劳淋

常见症状：本证为多种淋证日久未愈而成的虚证。病气缠绵，遇劳即发，发时小便淋涩疼痛，腰酸，每见神倦，头晕纳呆，低热等脾肾虚症状，舌淡，脉虚细。

病机分析：淋证日久，肺脾肾正气亏虚，三焦气化功能低下，若遇劳累，正气消耗更甚而淋证发作。

治疗法则：健脾益气，滋肾通淋。

处方举例：党参15克，北芪20克，白术10克，陈皮6克，生地黄15克，淮山药20克，茯苓15克，牡丹皮10克，泽泻12克，桑寄生15克，女贞子12克，旱莲草12克。

加减法：偏阴虚血尿加阿胶10克（分2次烊冲）；低热加鳖甲15克、银柴胡10克；腰脊酸倦加菟丝子15克、金狗脊15克、益智仁8克；中气虚陷去泽泻、牡丹皮，加升麻3克、柴胡6克。

5. 气淋

常见症状：小便淋沥涩滞，欲溺难出，脐下小腹窘迫胀痛，每因情绪激动而加甚，舌质淡暗，脉沉弦。

病机分析：气机郁结，肝失疏泄，三焦、膀胱气化不行，故小便排出困难。本证多见于神经性尿潴留、良性前列腺增生症等病。

治疗法则：疏肝理气，利水通淋。

处方举例：沉香4克（焗服），青皮8克，当归尾8克，白芍12克，冬葵子15克，滑石20克，台乌药8克，川楝子8

克，柴胡6克。

加减法：挟热去当归尾，加黄芩8克；气滞血瘀去柴胡，加香附8克、炮山甲8克、川牛膝15克。

（四）诊治要诀

（1）淋之为病，初起多属湿热，宜清热利湿；久病多兼脾肾亏虚，宜健脾补肾：若因心火亢盛而下注者，宜清心火；气陷者须益气升阳：瘀结者必祛瘀散结。淋证合并感染，常伴恶寒发热，勿滥用解表，如确有表证时，才可表里同治。

（2）本病急性期治疗失当或不及时，可转成慢性。在慢性过程中，由于种种原因常可引起急性发作，使肾气日趋亏虚。故对慢性患者，通淋之中应配合补肾益气。

（3）石淋相当于现代医学之泌尿系结石，初起由于下焦湿热，多属实证、热证，治宜清热利湿，通淋化石，血淋者须结合凉血止血；日久则当化石利尿与健脾补肾同施，否则易伤阳气，可根据患者体质强弱，阴阳偏胜确定用药攻补兼施之主次先后。

（五）备用成方

1. 石苇散（《证治汇补》）

主治：小便淋沥，膀胱湿热之石淋。

组成：石苇，滑石，冬葵子，瞿麦，车前子。

2. 八正散（《太平惠民和剂局方》）

主治：小便淋沥急痛，热淋。

组成：木通，车前子，瞿麦，栀子，蒿蓄，制大黄，滑石，甘草梢，灯芯草。

3. 萆薢分清饮（《丹溪心法》）

主治：下焦虚寒，小便混浊频数之膏淋。

组成：益智仁，川萆薢，石菖蒲，乌药（一方加茯苓、甘草梢）。

4. 小蓟饮子（《济生方》）

主治：尿血，血淋。

组成：鲜生地黄，小蓟，滑石，通草，炒蒲黄，淡竹叶，藕节，当归，山栀子，炙甘草。

十八、癃　闭

（一）概说

小便淋沥难出谓之"癃"，小便点滴不出谓之"闭"，统指尿液潴留于膀胱，排出困难，甚则小便闭塞不通为特征的一类病证。其原因为三焦气化失常，膀胱不利所致。如上焦肺热气壅，水道通调受阻；中焦湿热阻滞，下注膀胱，膀胱气化不利；下焦肾阳不足，命门火衰，不能气化行水。然以其病肾与膀胱为发病主因，即《黄帝内经》所谓"膀胱不利为癃"者。另外，跌打外伤、脏器受伤，亦可引起癃闭，但不属本节讨论范围。

（二）辨证要领

癃闭须与淋证鉴别。癃闭虽小便点滴而下或闭塞无尿，但尿道无疼痛感，而以胀急不通为主，病情较急，可突然发生，或逐渐发展。而淋证则小便频数而淋沥涩痛，尿量多为正常，应予区分。但淋与癃都是小便排出不畅而未至闭绝，两者证候常有类同，且其病机和治法亦常有共通之处。

（三）分型论治

1. 肺热壅塞

常见症状：小便点滴不爽，排出不畅，伴见咽干烦渴欲饮，呼吸较粗促，或有咳嗽，舌苔薄黄，脉数。

病机分析：肺为水之上源，肺经热盛，壅阻气机，肺失宣降则水道不通，水液不能下输膀胱而为癃闭。本证可见于急性肾炎等病。

治疗法则：清肃肺热，行气利水。

处方举例：黄芩10克，桑白皮12克，土茯苓15克，木通6克，麦冬12克，白茅根30克，车前子12克。

加减法：发热咽痛加薄荷6克（后下）、桔梗6克、连翘15克；心肺火旺，舌红苔黄，口糜，心烦不眠加黄连6克、竹叶心12克、栀子8克；烦渴甚，舌少津加石斛12克、沙参15克、生地黄15克；大便不通加瓜蒌仁10克、大黄10克（后下）。

2. 湿浊中阻

常见症状：面黄肢倦，脘闷纳呆，渴不欲饮，大便常溏，小便不利，舌苔白腻，脉滑缓。

病机分析：湿浊中阻，三焦气机不利，肺脾肾气化功能失常，水湿不能下输膀胱而小便癃闭不通。本证常见于慢性肾炎或尿毒症初期。

治疗法则：宣肺健脾，化湿行水。

处方举例：桂枝10克，茯苓15克，泽泻12克，猪苓12

克，白术12克，厚朴8克，陈皮6克，大腹皮15克。

加减法：肺气壅阻较甚加麻黄6克，开上焦以启下焦；脾气不运加枳实8克，助白术以运中气。

3. 膀胱湿热

常见症状：小便频数灼热不畅，尿色黄赤量少，茎中刺痛，小腹胀满，大便秘结，舌苔黄腻，脉滑数。

病机分析：湿热蕴结下焦，肾气开阖不利，膀胱气化不行，故小便淋癃不通。常见于急性尿路感染或前列腺炎。

治疗法则：清利下焦，化湿行水。

处方举例：萹蓄15克，瞿麦12克，滑石20克，甘草梢10克，木通6克，栀子8克，白茅根30克，车前子15克。

加减法：大便秘结加大黄10克（后下）。

4. 瘀阻下焦

常见症状：小便滴沥或时而阻塞不通，茎中刺痛，小腹胀急，舌色紫暗或有瘀点，脉细数或涩。

病机分析：瘀血留结于下焦，遏阻三焦、膀胱气机，膀胱气化不利而小便癃闭不通。本证常见于前列腺炎或泌尿系结石。

治疗法则：祛瘀散结，通利下焦。

处方举例：当归尾10克，穿山甲10克（醋炙），桃仁12克，大黄12克，芒硝10克，车前子15克，川牛膝15克。

加减法：久病兼气虚加丹参12克、黄芪20克；泌尿系结石可加金钱草30克、冬葵子12克、海金砂10克；慢性前列腺炎可加益母草20克、路路通20克，以加强化瘀行水之力。

5. 肾气不充

常见症状：小便滴沥，排出无力，甚或不通，下腹清冷，腰膝酸软乏力，大便常溏，面色㿠白，舌淡胖苔白，脉沉细无力。

治疗法则：温阳补肾，化气行水。

处方举例：熟附子8克，肉桂4克（焗），山萸肉12克，茯苓15克，车前子12克，熟地黄15克，淮牛膝12克，杜仲10克，淮山药18克。

加减法：久病气虚加党参15克、北芪20克；小便欲解不得，小腹胀坠或腹重肛坠似欲小便，倦怠乏力，脉细弱为中气下陷，可用补中益气汤加肉桂4克（焗）、沉香4克（焗）。

（四）诊治要诀

（1）肺为水之上源，热壅上焦，燥热灼肺，肺失肃降，则津液不布，水道失调而为癃闭，治宜清热润燥，宣肺行水。如见舌红少津，加沙参、玄参以养阴清热。

（2）久病而小便点滴难出，宜补肾气，不可过用渗利之剂。

（3）膀胱湿热之癃闭，除清热利湿外，可适当佐以理气凉血之品，如牡丹皮、赤芍、益母草等。

（4）李东垣治小便不通经验，提出："小便不通，皆邪热为病，治分在气在血，以渴与不渴辨之，渴而不利或黄或涩，热在上焦气分，宜清肺气而滋水源；闭而不渴，热在下焦血分也，宜润肾燥以导其流，若服淡渗之味，则阳无以化而阴愈闭室矣。"其说可参。

（五）备用成方

1. 导赤散（《小儿药证直诀》）

主治：心火炽盛之小便癃闭。

组成：生地黄，木通，甘草，竹叶。

2. 清肺饮（《证治汇补》）

主治：肺热、口渴、小便不通。

组成：茯苓，黄芩，桑白皮，麦冬，车前子，山栀，木通。

3. 济生肾气丸（《济生方》）

主治：肾气虚癃闭。

组成：熟地黄，茯苓，淮山药，山萸肉，牡丹皮，泽泻，川牛膝，车前子，熟附子，肉桂。

十九、消　　渴

（一）概说

消，指消谷善饥，渴，指口渴多饮。本病以多食善饥、多饮作渴、小便量多为特征，西医称为糖尿病。至于仅口渴多饮，小便量多但无消谷善饥者，称为小便数，不属本病范畴。

本病或因过嗜辛热甘肥之品，致湿热蕴结中焦，日久化燥伤津；或因房室不节，或因思虑过度，以致阴精内耗，燥火中生而成。病机重点在阴虚火旺，日久可因壮火食气而出现气阴两虚，或因阴损及阳而致阴阳并亏。部分患者可有家族史而表现为素禀不足之体质。

（二）辨证要领

（1）本证以多饮、多食、多尿为特征，但临床须察三多症状之轻重而辨其为上消、中消、下消。上消以口渴多饮为突出症状，病在上焦，肺燥津伤；中消则以多食善饥为主，病在中焦，胃热燥结；下消以多尿、尿浊如膏脂或有麸片为主要特征，乃肾气亏虚，肾精不藏之表现。病机重点不同，论治亦异。

（2）本病不仅小便量多，且化验检查可见，若仅小便频数量多而无尿糖升者，西医称尿崩症，不属本病范围。可检查尿糖及空腹血糖以鉴别之。至于伤寒太阳病之五苓散证、厥阴病之乌梅丸证，虽亦有消渴之称，但所指与本病不同，注意不要混淆。

（三）分型论治

1. 肺燥津伤

常见症状：口渴引饮，随饮随渴，小便频数量多，可伴多食善饥，但不突出，脉浮数，舌红瘦，苔薄黄少津。

病机分析：本证属上消，因邪热煎迫，或湿热熏灼，肺津亏耗，肺阴受损，输布、通调水道功能失常而致小便多而口渴引饮。本证常见于糖尿病早期。

治疗法则：清肺生津，润燥止渴。

处方举例：生地黄20克，天冬10克，麦冬12克，天花粉10克，黄芩10克，藕汁、梨汁各1小杯。

加减法：兼胃热加石膏20克、知母10克；肺燥较甚加玉竹15克、石斛10克。

2. **气津两伤，水津不布**

常见症状：口渴但饮反不多或喜热饮，小便频数而多，食欲减退，形体消瘦，面色苍白，倦怠乏力，舌质淡，苔薄白少津或白滑如镜，脉虚弱或沉迟无力。

病机分析：上消日久，不仅肺胃阴亏损，脾肺之气亦耗伤不足，故气津两虚，气化功能低下而水津输布失常。本证常见于病程较久，但尚未传入中、下焦，仍以上消为主者。

治疗法则：益气生津，养阴润燥。

处方举例：西洋参10克，麦冬12克，五味子8克，淮山药20克，白术10克，葛根20克，黄芪20克，鸡内金8克。

加减法：津亏较甚加金钗石斛12克。

3. **燥热蕴结胃腑**

常见症状：多食而瘦，消谷善饥，口干作渴，小便量多浑浊，大便燥结，舌红，苔黄燥，脉象洪大或沉数有力。

病机分析：上消不愈，转入中焦脾胃，成为中消。胃热炽盛，脾胃阴津亏损，故多食善饥而口渴尿多。本证常见于糖尿病中期。

治疗法则：①清胃泻火，润燥通便：适用于胃燥便秘脉实之中消证。②清泄胃火，养阴生津：适用于胃热炽盛而阴津亏损者。

处方举例：①清胃泻火，润燥通便：大黄10克（后下），元明粉12克（冲），甘草6克，玄参15克，麦冬15克，生地黄15克，天花粉10克。

加减法：便通后去大黄、元明粉，加石斛10克、黄芩10克。

②清泄胃火，养阴生津：石膏20克（先煎），知母10克，天花粉12克，黄连6克，麦冬12克，石斛12克，生地黄

15克。

4. 肾精亏耗，阴不涵阳

常见症状：小便频数量多，浑浊如膏脂，口干渴喜饮，形体消瘦，两颊潮红，五心烦热，常有遗精，或见强中，大便燥结，舌质红瘦，苔少或无苔，脉细数。

病机分析：本证属下消，是因消渴日甚，阴精耗损不复，日久穷及下焦，肾精亏损，阴不涵阳，阴虚阳亢，封藏失职，故小便频多而尿如膏脂。常见于糖尿病后期，特别是1型糖尿病中后期。

治疗法则：养阴固肾益精。

处方举例：生地黄15克，熟地黄15克，淮山药20克，山萸肉15克，五味子6克，麦冬12克，桑螵蛸10克，龟板15克。

加减法：遗精者加龙骨15克、莲须6克、沙苑子12克；强中证加知母10克、黄柏8克、牡丹皮10克。

5. 阴阳两亏，肾气不固

常见症状：小便如膏脂，或如麸片，饮一溲一，甚或溲多于饮，面容浮虚㿠白，或遗精滑脱，或阳痿不举，胃纳差，大便或溏，舌淡胖边有齿印，苔白滑，脉虚弱或沉细无力。

病机分析：本证亦属下消，而且常由于阴精亏耗日久，阳气化生乏源，阴阳两虚，精气俱损而致，常见于糖尿病后期。

治疗法则：固肾摄精，两补阴阳。

处方举例：熟地黄18克，淮山药18克，山萸肉15克，五味子8克，菟丝子15克，覆盆子15克，桑螵蛸12克，锁阳12克，益智仁6克，巴戟天10克。

加减法：命火衰微，阳虚较甚加鹿茸3克（另炖）、补骨脂12克、葫芦巴15克。

（四）诊治要诀

（1）本病除阴损及阳、气津两亏者外，总以阴虚为本，阳亢为标，故"壮水之主，以制阳光"为治疗本病的基本原则。其上、中消者，宜益肺胃之津；其下消者，宜滋肾水。即使中焦有实热燥结之见证，须用大黄、黄芩、黄连诸苦寒之药时亦当适量而止，以免苦寒伤阳或苦燥伤阴之弊。

（2）前人虽以三多症状分三消，但临床上仅有症状轻重而已，并非各症单独出现，故治疗亦当上下兼顾。程钟龄有"治上消者，宜润其肺，兼清其胃；治中消者，宜清其胃，兼滋其肾；治下消者，宜滋其肾，兼补其肺"之说，可谓有得之言。

（3）本病易并发痈疽疔肿、白内障、肺痨、中风等疾患，特别是痈疽更为常见，且每使原来病情加重，故须重视平时预防及早期治疗。

（4）注重调养，慎起居、节饮食，戒恼怒、劳累，节制房欲。特别是食物以清淡为宜，应节制糖类食物及膏粱厚味。以下民间饮食疗法，常可对疾病康复有帮助：①猪胰1条，淮山药30～50克，煲汤食。②淮山药、芡实、慈姑、大豆、南瓜、洋葱头各20～30克，煲猪瘦肉食。③鲜马齿苋30～60克，煲猪瘦肉食。④鲜牛奶加盐少许，煮开后口渴时缓缓呷服。

（五）备用成方

1. 白虎加人参汤（《伤寒论》）

功效：清肺胃燥热，生津止渴。

组成：人参，石膏，知母，粳米，甘草。

2. 二冬汤（《医学心悟》）

功效主治：清肺润燥，治上消。

组成：天冬，麦冬，人参，甘草，天花粉，知母，黄芩，荷叶。

3. 消渴方（《丹溪心法》）

功效：清肺胃热，生津润燥。

组成：黄连，天花粉，生地黄汁，藕汁，人乳汁，生姜汁，蜂蜜。

4. 玉女煎（《景岳全书》）

功效主治：清胃热，养胃阴，治消渴之属水亏火盛者。

组成：生石膏，熟地黄，麦冬，知母，淮牛膝。

5. 地黄饮子（《宣明论方》）

功效主治：生精补血，润燥止渴，治消渴烦躁，咽干面赤。

组成：巴戟天，附子，肉苁蓉，五味子，官桂，茯苓，石菖蒲，远志，山萸肉，生姜，薄荷，大枣，生地黄，熟地黄，麦冬，石斛。

6. 肾气丸（《金匮要略》）

功效主治：温阳益肾，治下消。

组成：熟地黄，淮山药，山萸肉，牡丹皮，泽泻，茯苓，附子，肉桂。

7. 玉泉丸（《仁斋指直方》）

功效主治：益气养阴，生津润燥，治消渴。

组成：天花粉，葛根，麦冬，人参，茯苓，乌梅，甘草，生黄芪，炙黄芪。

8. 滋膵汤（《医学衷中参西录》）

主治：治消渴。

岭南中医药名家林建德

组成：生黄芪，大生地黄，生淮山药，净萸肉，生猪胰子。

二十、遗　尿

（一）概说

遗尿是指小便不能控制而自行排出的病证，一般分小便失禁和睡中遗尿两种。多由肺脾气虚，肾气不固，影响膀胱气化开阖功能而致。因尿液的排出，有赖于肺气的通调，脾气的转输运化，肾气的蒸化开阖，若三者功能失调，则膀胱约束无权而形成遗尿。

（二）辨证要领

（1）遗尿总属虚证，但有偏寒、偏热之分，尿色清白属虚寒，偏热者尿色黄赤臊臭。

（2）小儿睡中遗尿，由于肾气未固，虚热为多，且与心、脾、肺各脏有关；老年人淋沥不禁，由于肾虚，膀胱气化不利，虚寒为多。

（三）分型论治

1. 小便失禁

（1）气虚不固。

常见症状：尿意频数，滴沥不禁，尿量不多，少腹胀坠，气短懒言，四肢困倦，舌质淡，舌苔白，脉虚弱无力。

病机分析：肺脾肾气虚，清阳不升，中气下陷，肾气不固，膀胱禁固无力，故小便频数失禁。本证常见于中老年或久病体质衰弱患者。

治疗法则：益气升陷固脬。

处方举例：黄芪20克，当归8克，升麻6克，陈皮6克，白术15克，柴胡4克，党参15克，桑螵蛸10克，炙甘草6克，益智仁8克，露蜂房10克。

（2）肾虚失摄。

常见症状：小便不能约束控制，尿自遗出，澄澈清冷，神疲畏寒，腰膝酸软，两足无力，夜尿多，舌淡胖滑润，脉沉细弱。

病机分析：肾阳虚弱，肾气虚衰，固摄无力，膀胱开阖失常，不能禁固小便而尿自遗出。本证亦常见于中老年患者。

治疗法则：温阳补肾固脬。

处方举例：熟地黄15克，枸杞子12克，肉桂5克（焗服），熟附子8克，鹿角胶10克（烊冲），菟丝子15克，补骨脂12克，白术15克，五味子8克，露蜂房10克。

加减法：肾虚有热，小便黄臭可加知母8克、黄柏6克。

2. 睡中遗尿

常见症状：睡眠时遗尿，不能自觉控制，白天则无不适症状。重者每夜遗尿，甚或一夜发生数次。常伴面色㿠白，形瘦，神疲倦怠，脉细弱。

病机分析：心脾气虚，肾气不固，故睡眠时不能感知尿意，膀胱亦不能约束尿液而在睡眠中不自觉遗出。常见于小儿遗尿患者。

治疗法则：补益心脾，温肾固涩。

处方举例：桑螵蛸12克，远志肉6克，石菖蒲8克，龙骨15克，党参12克，黄芪18克，茯神12克，金樱子12克，覆盆子12克，甘草3克。

加减法：若病情较轻，偶有夜间遗尿者，可服用缩泉丸。

（四）诊治要诀

（1）小便的正常排泄，与膀胱、三焦气化功能有关，《素问·灵兰秘典论》即有"膀胱者，州都之官，津液藏焉，气化则能出矣""三焦者，决渎之官，水道出焉"之说，故治疗小便失禁，宜温肾阳以助膀胱气化，兼理三焦之气。

（2）遗尿而继发于急性热病、中风以及妇女产后等疾患中，则应以治疗原发疾病为主。

（3）儿童遗尿，应注意睡前不要过量饮水，临睡时排尿，并锻炼、培养自醒小便的习惯。

（五）备用成方

1. 菟丝子丸（《济生方》）

主治：小便多而不禁。

组成：淮山药，菟丝子，肉苁蓉，牡蛎，乌药，炮附子，桑螵蛸，五味子，鸡内金，鹿茸，益智仁。共研细末，酒糊为丸，如桐子大，空心盐汤送服。

2. 缩泉丸（《校注妇人良方》）

主治：脬气不足，小便频数，昼甚于夜。

组成：天台乌药，益智仁，淮山药。

3. **桑螵蛸散（《本草衍义》）**

主治：心肾不足而遗尿者。

组成：远志，人参，石菖蒲，龙骨，茯神，当归，龟板，桑螵蛸。

4. **巩堤丸（《景岳全书》）**

功效：温补肾阳，固涩下元。

组成：熟地黄，菟丝子，五味子，益智仁，白术，熟附子，补骨脂，茯苓，韭子，淮山药。

二十一、遗　　精

（一）概说

未经交合而精自流出，谓之遗精。前人认为有梦而遗者为梦遗，其病在心，由心火偏亢，相火妄动，扰动精室而致；无梦而遗者为滑精，其病在肾，乃肾虚封藏失职，精关不固而致。滑精常为梦遗的进一步发展，或因房欲太甚，下元虚惫，无力约束精关而成，此外遗精亦可因下焦湿热蕴结，扰动精室而致。

成年未婚男子或婚后久离房帏者，每月或数月偶有一二次遗精，乃精气满溢的表现，不属病态。

"肾者主蛰，封藏之本，精之处也。"遗精之病，不离乎肾，但与心、肝二脏亦有密切关系。心主神明，君火内藏，肝主疏泄，与肾均内寄相火，过度劳神思虑，或欲念淫心，每令心阴内耗而君火偏亢，引动下焦肝肾相火，相火偏妄而扰动精室。

（二）辨证要领

（1）辨虚实。遗精一证，有虚有实，滑精者多虚，为肾阴阳两虚；梦遗者多本虚标实，心肾阴虚为本，君、相火旺为标；而湿热蕴结下焦者，则多为实证，不可贸然从虚论治。

（2）审证求因。劳思伤神者，多有心阴暗耗，心肾不交之证；欲念妄起者，多有君火偏亢，相火偏妄见证；素禀不足或阴阳俱虚者，多见滑精频频；下焦湿热者，多有小便赤涩灼痛，或见白浊，便前精自泄出。临证须细心辨析。

（三）分型论治

1. 心肾不交，君相火旺

常见症状：梦中遗精，醒后常觉神疲乏力，头晕目眩，腰酸耳鸣，口苦咽干。平常见形体消瘦，心烦不寐，见于肺痨者，尚可见骨蒸潮热盗汗，舌红苔薄少津，脉弦细数。

病机分析：心火偏旺，不能下交肾水，肾阴亏虚，不能上济心火，心肾不能互相交济，君相火旺，扰动精室，精关不固而遗精。

治疗法则：交通心肾，滋阴清火。

处方举例：丹参15克，生地黄18克，黄连6克，肉桂3克（焗服），知母10克，黄柏8克，泽泻10克，天门冬12克，灯芯草3束（朱砂拌）。

加减法：心火较旺加莲子心6克、连翘心8克。

2. 阴阳两虚，肾气不固

常见症状：遗精频频，常无梦而遗，甚则白昼见色而精自滑出，头晕腰酸肢软，精神萎靡不振，面色㿠白无华，舌质淡胖少苔，脉软弱乏力。

病机分析：肾阴亏损日久，损及肾阳，阴阳两虚，肾气不固，精关失守，故遗精频频或滑脱不禁。

治疗法则：①育阴潜阳，固肾摄精：适用于阴虚阳亢，肾精不固，遗精较频者。②培补元阳，固摄肾气：适用于元阳虚惫，精关不固，滑精频作者。

处方举例：①育阴潜阳，固肾摄精：熟地黄18克，淮山药18克，山萸肉10克，金樱子10克，芡实20克，莲须6克，煅龙骨20克，煅牡蛎30克，五味子6克。

②培补元阳，固摄肾气：菟丝子15克，补骨脂10克，熟地黄18克，巴戟天10克，枸杞子12克，金樱子12克，桑螵蛸10克，鹿角胶8克（烊冲），五味子6克，煅龙骨20克，益智仁8克。

加减法：可酌加芡实、莲肉等品，或做成丸剂经常服用。

3. 湿热下注

常见症状：遗精，口干苦，小便短赤涩痛，或有赤白色浊物流出，或尿道时有灼热痛感，或外阴部有湿热痒感，个别病例可见包皮内有污垢沉积，龟头红肿。舌质红，苔黄，脉濡数。

病机分析：湿热循肝经下注，熏灼精关，蒸腾相火。肝脉绕行前阴部，湿热过盛则疏泄太过，扰动精室而遗精。本证常可并见于前列腺炎及包皮、龟头等炎性病变患者。

治疗法则：清利下焦湿热。

处方举例：龙胆草10克，黄柏6克，苍术8克，苦参12克，牡蛎20克，车前子10克，泽泻12克。

加减法：湿热较甚，小便淋沥疼痛可加木通6克、甘草梢8克、淡竹叶10克。

（四）诊治要诀

（1）遗精有虚有实，湿热下注者，固不可用补肾涩精法，而心肾阴亏，君相火旺者，徒用固涩亦每难奏效。

（2）阴虚火旺之证，可略佐黄连、黄柏之类以清君相之火，但不可过剂。过用苦寒，则损生生之气，于本虚标实之证不相宜。

（3）本病的发生，常与精神因素有关，因此重视精神调摄，寡欲念、慎起居是保证本病获得治愈的重要措施。患者若不能注意调养，徒用药石，亦难奏效。另方面，平时衣着不宜过于紧窄，以减少前阴摩擦刺激，睡眠时被褥不宜过暖，并尽量避免仰卧，都能减少遗精发生。

（五）备用成方

1. **三才封髓丹（《卫生宝鉴》）**

功效主治：清君相火，交通心肾，止遗精。

组成：天冬，熟地黄，人参，砂仁，黄柏，甘草。

2. **金锁固精丸（《医方集解》）**

功效主治：固肾涩精，治遗精滑脱。莲子粉糊为丸，盐汤送服。

组成：芡实，莲须，龙骨，沙苑子，牡蛎，莲肉。

3. **水陆二仙丹（《证治准绳》）**

功效主治：固肾涩精，止滑遗。

组成：金樱子（熬膏），芡实（蒸，研粉），共和为丸。

129

4. **茯菟丸（《太平惠民和剂局方》）**

功效主治：强阴益阳，交通心肾，治遗精白浊。

组成：菟丝子，五味子，石莲肉，白茯苓，淮山药。

5. **还少丹（《普济方》）**

功效主治：温补脾肾，涩精止遗。

组成：山萸肉，淮山药，茯苓，熟地黄，杜仲，牛膝，肉苁蓉，楮实，茴香，巴戟天，枸杞子，远志，石菖蒲，五味子，红枣。

6. **妙香散（《沈氏尊生书》）**

功效主治：安神秘精定心气。

组成：淮山药，人参，黄芪，远志（炒），茯苓，茯神，桔梗，甘草，木香，麝香，辰砂。

二十二、腰　　痛

（一）概说

腰为肾之府，足太阳膀胱经、督脉等所过，带脉所系。外邪壅阻，经气不通，或肾精亏损，经脉失养，均能致腰痛。本证常见于体力劳动或长期蹲位、站立者，现代医学之腰肌劳损、腰椎关节炎、腰椎肥大、椎间盘突出、坐骨神经炎等疾病所引起的腰痛，均可参照本证治疗。

（二）辨证要领

（1）感受外邪引起的腰痛，以伤湿为主，盖"清湿袭虚，则病起于下"。然湿有兼风、兼寒、兼热之不同，需结合舌脉及二便辨别之。

（2）肾虚腰痛，有阴虚、阳虚之别，临床亦当辨析。

（3）素体肾精亏虚者，尤易感邪而致腰痛，此时虚中挟实，尤当分清标本虚实之轻重。

（4）胁痛、心胃痛等证，亦可牵引腰背，引起放射性疼痛，临床应注意鉴别。

（三）分型论治

1. 风湿腰痛

常见症状：腰脊痛常连及腿、膝部，游走不定，气候变化时加剧。偏热则溲便黄赤，舌红苔黄，脉弦数；偏寒则舌淡苔白，脉沉弦。

病机分析：风湿合邪，乘虚袭入，阻滞经脉，营卫气血运行不畅，故腰背疼痛不舒。由于风为阳邪，其性善动，故疼痛游走不定。本证常见于腰椎增生或肾、输尿管结石患者。

治疗法则：疏风胜湿止痛。

处方举例：秦艽12克，独活8克，防风8克，苍术8克，川芎8克，牛膝12克，桑枝18克，薏苡仁20克。

加减法：偏寒加细辛6克、桂枝12克；偏热去川芎加萆薢18克、黄柏8克。

2. 寒湿腰痛

常见症状：两侧腰肌酸痛重着，腰部如缠重物，有寒冷感，每于阴冷天气发作或加重，稍事活动则疼痛减轻，女子可见带下清稀味腥。小便清长，大便或溏，舌淡苔白，脉沉缓。

病机分析：寒湿邪气阻滞经络，阳气失于温煦，营血失于濡养，故腰背酸痛，重着不舒。本证可见于风湿病患者，亦可见于妇科慢性盆腔炎患者。

治疗法则：散寒化湿，温阳通络。

处方举例：羌活8克，干姜8克，茯苓15克，白术12克，川芎10克，细辛6克，续断15克，乌药12克，甘草6克。

加减法：阳虚寒甚加桂枝12克、吴茱萸6克。

3. 湿热腰痛

常见症状：腰部酸痛有热感，口干苦，小便短赤，大便或干结，或溏黏不畅，便时有灼热感，女子带下黄赤味臭，舌质红，苔黄腻，脉濡数。

病机分析：湿热壅阻于腰背，气血运行不畅，腰部经脉阻滞不通而发腰痛。急性腰肌劳损、腰椎增生或一些前列腺炎、妇科急性盆腔炎患者可见此证。

治疗法则：清热化湿，通络止痛。

处方举例：黄柏8克，萆薢20克，苍术8克，茯苓15克，牛膝10克，木通6克，泽泻10克，蚕沙15克，桑枝20克，防己12克。

加减法：口苦口渴，小便短赤，腰部热痛感明显加龙胆草8克、车前子10克。

4. 肾虚腰痛

常见症状：腰背酸痛绵绵，时作时止，行立不支，劳累觉甚，常伴头眩耳鸣，男子遗精。偏于肾阳虚则腰部常有冷感，甚则按之冰凉，脉弱，两尺尤甚；偏于阴虚，则口咽干燥，五心烦热，面颊潮红，小便短赤，舌红瘦少苔，脉细数。

病机分析：腰为肾之府，肾精亏虚，肾阴失于濡养；或者肾气不足，肾阳失于温煦，均使腰部肌肉筋骨失养，经脉气机不利而腰痛。本证常见于老年人或腰肌、腰椎关节病变后期。

治疗法则：①补肾养阴止腰痛：适用于肾阴虚腰痛。②温阳补肾，壮腰止痛：适用于肾阳虚之腰痛。

处方举例：①补肾养阴止腰痛：熟地黄15克，菟丝子15克，山萸肉10克，杜仲12克，木瓜12克，鹿角胶10克（烊冲），桑寄生20克，淮牛膝15克。

加减法：虚火上炎，面潮红，口干者加黄柏6克、知母10克、麦冬12克。

②温阳补肾，壮腰止痛：淫羊藿15克，杜仲15克，川续断15克，狗脊18克，补骨脂12克，巴戟天10克，鹿角霜15克，细辛6克，甘草6克。

加减法：阳虚较甚加附子6克、肉桂4克（焗服）。

5. 瘀血腰痛

常见症状：每为跌仆闪挫所致，或因久痛伤络而成，气候变化时发作或疼痛加甚，痛处固定，刺痛拒按，转侧俯仰加剧，舌质紫暗或瘀斑，脉涩。

病机分析：瘀血内停，阻滞经脉，腰部气血不通，故疼痛而痛处固定，活动觉甚。常见于跌扑损伤或腰椎增生所致的腰痛。

治疗法则：理气活血，祛瘀止痛。

处方举例：川芎10克，当归尾8克，乳香、没药各6克（后下），红花6克，赤芍12克，川牛膝15克，乌药10克，姜黄10克。

加减法：疼痛较甚加三七末3克（冲服），或土鳖6克；瘀热加地龙干10克、牡丹皮10克；寒凝加羌活8克、细辛6克。

（四）诊治要诀

（1）腰痛一证，以肾虚者居多，即使感受风寒湿邪或瘀血内阻者，亦常有肾虚之宿疾，纯属实证者较少见，故治疗或于疏邪中兼以壮腰健肾；或于祛邪之后，补肾壮腰，标本兼顾，庶可善后。

（2）肾虚腰痛虽有阴阳之分，但阴虚者阳必不固，阳虚者阴亦每弱。故温补宜兼柔润而忌过用燥热，胡桃仁、补骨脂、杜仲、巴戟天、淮牛膝等药颇相适宜；养阴之中，必兼温润，菟丝子、熟地黄、鹿角霜之类用之每佳。又淫羊藿一药，温肾阳而不燥热，强腰脚，壮筋骨，有"弃杖草"之称，用于肾虚腰痛，每获良效。

（3）肝为疲极之本，肾虚者肝亦每见不足，故肾虚腰痛治疗时须兼用补肝药以强肝，常用药物如川续断、狗脊、木瓜、杜仲等。

（4）淋证（尿路结石或泌尿系感染，特别是肾盂肾炎）亦每有腰痛见证，治疗固可按湿热腰痛或肾虚腰痛辨治，但尚须注意除去病因，从因论治，方能彻底获效。

（五）备用成方

1. 羌活胜湿汤（《内外伤辨惑论》）

功效主治：祛风胜湿，治湿气在表，头腰重痛。

组成：羌活，独活，川芎，甘草，蔓荆子，藁本，防风。

2. 肾着汤（《金匮要略》）

主治：寒湿腰痛。

组成：甘草，干姜，茯苓，白术。

3. 二妙丸（《丹溪心法》）

主治：湿热蕴积下焦，腰膝酸痛。

组成：黄柏，苍术。

本方加牛膝为三妙丸，主治同上；再加槟榔、泽泻、木瓜、乌药、当归尾、乌豆、生姜为加味二妙散，利湿止痛之力更强。

4. 六味地黄丸（《小儿药证直诀》）

功效主治：补肾滋水养阴，可治肾阴亏虚腰痛。

组成：熟地黄，淮山药，山萸肉，茯苓，泽泻，牡丹皮。

本方加知母、黄柏，名知柏地黄丸，滋阴中兼能清肾经虚火。

5. 右归饮（《景岳全书》）

功效主治：温肾阳，补肾精，治肾虚腰痛。

组成：熟地黄，淮山药，山萸肉，肉桂，附子，枸杞子，杜仲，炙甘草。

6. 泽兰汤（《疡医大全》）

主治：闪挫跌仆，瘀血内着腰痛。

组成：泽兰，牡丹皮，桃仁，红花，当归尾，赤芍，青木香。

二十三、虚　劳

（一）概说

虚指虚弱，劳指劳损，是致虚的原因。本证常因先天禀赋素薄，复因劳倦饮食，房室不节，或长期情志郁结，或大病后真元损伤，正虚不复而成，亦可因痨虫（结核杆菌）侵袭，气血耗蚀而致。

本病以脏腑气血阴阳亏损不足为特征，病情常缓慢而呈进行性，证候变化比较复杂，一般先见气血不足，后则阴阳亏损，最后终因正虚不复，真气衰败而成沉疴。故临床辨治，当明了病变所涉及脏腑，有针对性地调补气血，燮理阴阳，从缓图治而勿操之过急，方能收效。

（二）辨证要领

（1）虚劳证，阳虚者可有恶寒发热，当与外感表证之发热恶寒相鉴别。外感恶寒发热一般同时并见，热退则恶寒止；阳虚之恶寒发热，虽可并见，但热退而恶寒不止。阴虚劳热，亦当与外感发热证鉴别。外感之热证通体皆热而手足背热甚于手足心，愈按愈热，且汗出明显；阴虚劳热则五心烦热，手足心热甚于手足背，且久按则热减。

（2）虚劳脉象虽有大、小、迟、数之不同，但指下无力，不耐重按、久按，是其不同于其他实证疾病之特征，临床须注意体察。

（3）虚劳之成因甚多，故详细了解个人史、家族史、既往病史等，可有助于发现致虚原因，作有针对性治疗。一些病例如因感染痨虫、造血障碍、白血病引起者，尤应结合必要检验，以期明确诊断。

（4）虚劳证见大肉脱削、大骨枯槁、大便溏泄不止、小便阻绝、呕吐、食饮不下、面浮肢肿、声音嘶哑等症者，为先天元气已虚羸已极，后天脾胃已败，属恶候。若脉见弦大数甚，无柔和之象者，为胃气已竭，每属不治。

（三）分型论治

1. 脾肺气虚

常见症状：形寒畏冷，短气自汗，或发寒热，食少便溏，甚则完谷不化，或肛门胀坠脱出，面色萎黄无华，舌淡胖，苔薄白润，脉软弱或虚大。兼心气不足者，则见心悸怔忡；兼肾气虚者，可见气不摄纳，或小便频多，白浊遗精等症。

病机分析：劳心、劳力过度，或久病耗损脾胃，营卫气血亏虚，脏腑肢体失养，功能低下，故见上述诸虚不足之证。常见于大病后元气不复，或慢性疾病，如肺气肿、慢性肝炎、慢性隐匿型肾炎、慢性胃肠炎或消化吸收不良症，以及一些神经衰弱患者。

治疗法则：补脾益气。

处方举例：党参15克，白术12克，茯苓12克，黄芪18克，淮山药20克，陈皮6克，炙甘草6克。

加减法：便溏加炒扁豆15克、莲肉12克；腹胀满加砂仁6克、豆蔻仁6克；脱肛加柴胡6克、升麻4克；汗多、自汗加五味子10克、牡蛎20克（先煎）；心悸怔忡加酸枣仁10克、柏子仁12克、五味子6克；小便频数较量多加金樱子10克、益智仁8克；白浊遗精加龙骨18克（先煎）、芡实18克、莲须8克。

2. 心脾血虚

常见症状：心悸怔忡，头晕耳鸣，失眠多梦，面色苍白无华，头发枯槁无泽，易于脱落，皮肤可出现暗紫色瘀斑，或出现便血、溺血，女子或月经闭止，或崩漏淋沥，舌淡苔薄或无苔，脉细涩无力或结代、弦芤。兼肝血不足者，可有惊惕不安，爪甲枯裂，肌肤甲错，目睛夜盲等症状。

病机分析：劳伤心脾，心脾气虚，脾气虚则营血化生不足，心气不足则血行无力，故见上述心脾俱损，气血两虚病候。本证可见于贫血或慢性出血性疾病，如地中海贫血、血小板减少、再生障碍性贫血、维生素C缺乏等病症，亦可见于神经官能症等功能性疾患。

治疗法则：养心补脾生血。

处方举例：党参15克，白术12克，北芪20克，当归10克，熟地黄18克，白芍12克，柏子仁12克，炒枣仁12克，龙眼肉10克，炙甘草6克，大枣15克。

加减法：心悸，失眠、多梦加远志6克、朱茯神15克、飞磁石20克（先煎）；出血加花生衣10克、阿胶15克（烊冲）；肝血不足加首乌18克、川芎6克、宣木瓜10克、枸杞子12克。

3. 肝肾阴虚

常见症状：形体消瘦，两颧潮红，五心烦热，情绪躁急易激动，夜寐多梦或失眠，头眩耳鸣，潮热盗汗，腰酸，甚则两足痿软，女子可有月经先期而量少，男子可有遗精，小便短赤，舌红瘦少苔，脉弦细数。兼肺阴虚则干咳少痰，声嘶，甚则咯血。兼心阴虚则心悸心跳，舌尖红绛或糜烂生疮。兼胃阴虚则大便干结难下，嘈杂易饥而不欲食，甚则干呕呃逆。

病机分析：肝肾同居下焦，乙癸同源而以癸水阴精为本，且均为相火所寄之脏。肝肾阴亏，阴精不能濡养脏腑形身，且不能涵敛相火，相火偏妄，故出现上述阴亏阳亢诸病候。本证常见于结核病及甲状腺功能亢进症、肾上腺皮质功能亢进症等内分泌失调而功能亢进者，以及一些神经官能症或病后阴精亏损不复患者。

治疗法则：滋水涵木，补益阴精。

处方举例：熟地黄18克，白芍15克，淮山药20克，山萸肉12克，牡丹皮10克，女贞子12克，五味子8克，甘草6克。

加减法：阴虚火旺，遗精盗汗加知母8克（盐水炒）、龟板18克（先煎）；潮热加白薇10克、地骨皮10克；肺阴虚，干咳或咯痰带血加旱莲草12克、百合15克；心悸加麦冬12克、茯神15克、丹参15克；口舌糜烂加炒黄连6克、生地黄15克、芦根20克。

4. 肾元虚惫

常见症状：恶寒肢冷，形容倦怠委顿，面色㿠白无华，少气懒言，动辄气喘汗出，阳痿遗精滑脱，泄利不禁或五更泄泻，或自汗不止，脉微细沉迟，舌淡胖有齿印。兼脾阳虚则面浮肢肿，腹胀纳呆。兼心阳虚衰则有怔忡短气，神识迟钝等症状。

病机分析：虚劳日久，阴阳互损，久病必穷及于肾，肾阴肾阳俱衰，脏腑形身既失元阴滋养，又失元阳温煦、摄纳，故见上述阴阳虚衰不足诸症。本证可见于慢性消耗性疾病后期、肾病综合征、肺结核末期、营养不良重症，以及肾上腺皮质功能减退、甲状腺功能低下等功能低下性疾病。

治疗法则：补肾固真，温阳益阴。

处方举例：熟地黄18克，淮山药20克，山萸肉10克，枸杞子12克，杜仲12克，鹿茸3克（另炖或磨粉吞服），边条参6克（另炖）。

加减法：恶寒肢冷加熟附子8克、肉桂3克（焗服）；阳痿滑遗加金樱子10克、益智仁8克；面浮肢肿、腹胀便溏加砂仁6克（后下）、肉豆蔻6克、干姜8克、白术10克；心阳衰微加桂枝10克、干姜8克、细辛6克。

（四）诊治要诀

（1）虚劳一证包括病种甚多，既有属西医功能性疾病，亦有属器质性疾患者，而功能性疾病中既有功能低下，亦有功能过亢。中医辨证，总属气血阴阳之虚损不足，故临床辨证以此四者为纲，五脏病变为目，自能提纲挈领，正确辨治。

（2）"虚则补之""劳者温之""损者益之"为治虚劳大法，但本证毕竟属不足之疾，其阳之亢必因阴之虚，阴之盛必因阳之馁，血之不足则气亦衰弱，气之虚衰则血亦不旺，故临床必秉阴阳互根，气血同源之理，阴中求阳，阳中求阴，方能阴平阳秘而使劳损得复。

（3）虚劳患者整体阴阳平衡处于不稳定状态，故温阳不能过于燥热，燥热则耗伤阴精而阳反无所依存；养阴不能过于腻滞，过腻则碍脾胃运化吸收功能，生化无源而正虚难复。另者药味过于苦劣，亦每碍胃而不利病情恢复，故《黄帝内经》有"阴阳俱不足，可将以甘药，不可饮以至剂"之说。

（4）肾为先天之本，阴阳之宅，阴虚阳虚，治宜在肾，倘真阴真阳得壮，则五脏之阴阳自能恢复。脾为后天之源，气血所从生，故气虚血虚，治重脾胃，盖仓廪充实，则生化有源而气血流畅，脉道充和。

（5）肺痨又称痨瘵，为感染痨虫（结核杆菌）所致。本病初起，大抵以肝肾阴虚，肺阴不足，骨蒸劳热为主证；继则阴损及阳，脾肺两虚；末则久病及肾，肾阳亦败；而终致三脏并损，阴阳两亏。治疗可按临床证候，或滋水养阴润肺，或补脾益气，或大补真元，同时结合现代抗结核药物，庶可望愈。中草药百部、白及、三七、穿心莲、猫爪草等，亦有一定抗结核的作用，可参考选用。

（五）备用成方

1. 参苓白术散（《太平惠民和剂局方》）

功效主治：补脾益肺，治虚劳脾肺气虚。

组成：人参，白术，茯苓，扁豆，淮山药，炙甘草，莲肉，砂仁，薏苡仁，桔梗。

2. 四君子汤（《太平惠民和剂局方》）

功效主治：补气，治虚劳脾肺气虚。

组成：人参，白术，茯苓，炙甘草。

3. 归脾汤（《济生方》）

功效主治：补脾养心益血，治虚劳心脾血虚。

组成：白术，人参，黄芪，当归，炙甘草，茯神，远志，酸枣仁，木香，龙眼肉，生姜，大枣。

4. 人参养营汤（《太平惠民和剂局方》）

功效主治：补气补血，用于虚劳心脾血虚，肺气不足者。

组成：人参，白术，茯苓，黄芪，炙甘草，当归，熟地黄，白芍，肉桂心，陈皮，远志，五味子，生姜，大枣。

5. 左归饮（《景岳全书》）

功效主治：养阴补肝肾，治肝肾阴亏。

组成：熟地黄，淮山药，枸杞子，茯苓，炙甘草，山萸肉。

按：《汤头歌诀》引载本方尚有龟板、麦冬，无茯苓。

6. 沙参麦冬汤（《温病条辨》）

功效主治：益肺胃阴，治肺胃阴伤，干咳呃逆。

组成：沙参，麦冬，扁豆，桑叶，玉竹，天花粉，甘草。

7. 斑龙丸（《医学正传》）

功效主治：补益真元，治虚损元阳衰惫者。

组成：鹿角胶，鹿角霜，菟丝子，补骨脂，柏子仁，熟地黄，茯苓。

注：一方加鹿茸、肉苁蓉、阳起石、附子、黄芪、当归、炒枣仁、辰砂。

8. 大补元煎（《景岳全书》）

功效主治：大补真元，治虚劳病真元虚弱。

组成：人参，熟地黄，淮山药，山萸肉，杜仲，当归，枸杞子，炙甘草。

9. 龟鹿二仙胶（《兰台轨范》）

功效主治：补精生髓，适用于真元不足，病后羸弱，元阳虚衰者。

组成：龟板，鹿角，枸杞子，人参。

10. 紫菀散（《医垒元戎》）

功效主治：养阴润肺止咳，治肺痨阴虚火旺，劳热久咳。

组成：紫菀，知母，人参，贝母，茯苓，五味子，阿胶
（蛤粉炒），桔梗，甘草。

11. 月华丸（《医学心悟》）

功效主治：滋阴降火，消痰祛瘀，止咳定喘，保肺平
肝，消风热，杀痨虫，治肺痨阴虚咳嗽。

组成：天冬，麦冬，生地黄，熟地黄，山药，百部，沙
参，川贝母，阿胶，茯苓，獭肝，广三七，白菊花，桑叶。

二十四、吐　　血

（一）概说

凡血从口中吐出，血色紫暗或鲜红，或血中夹有食物残
渣，甚则倾盆盈碗而出者，称为吐血，亦称"呕血"。吐血
之因，有因饮食所伤，胃中积热；有因情志刺激，心脾暗损
或肝火犯胃，脉络受伤；有因久病脾气亏虚，血失统摄；亦
有因坠跌血瘀而致者。

现代医学之胃、十二指肠溃疡出血，支气管扩张、肝硬
化等上消化道出血，可参阅本证分型论治。

（二）辨证要领

（1）吐血是一个症状，病变在胃（包括食道），但由
其他脏腑的影响，也可导致胃络受伤，引起吐血。故本症除
见于胃、食道疾患外，亦可出现于肝胆等疾病。

（2）宜鉴别吐血之属胃或肺。吐血前作呕，上腹部压痛，血色暗红或凝结成块者，为胃出血；血由咳嗽而吐，吐血前胸内觉有温液上升，血色鲜红而稀，或夹有痰涎者则出血于肺。

（3）吐血与咯血（嗽血）、衄血不同之处：咯血的出血部位在肺，常血随咳嗽而出，夹带于痰液之中，量相对较少；衄血之出血部位在鼻腔，多从鼻腔流出，汩汩流出，出血量可多可少；吐血则血多从食道或胃中涌出，量常较多，盈口而出，且可夹有未消化食物；支气管扩张引起的大咯血亦有称为吐血者，但其血色比较鲜红，且多夹带气泡。

（三）分型论治

1. 胃热内盛，逼血妄行

常见症状：呕吐血液，血色紫暗，或夹有食物残渣，脘腹胀闷，或痛而有灼热感，便秘或黑便，舌质红，苔黄，脉滑数。

病机分析：胃热炽盛，煎迫血络，血受热扰，奔逼出于脉络之外，从口鼻涌出而为吐血。本证常见于消化道溃疡出血、食道（胃底）静脉破裂出血，亦可见于支气管扩张咯血。

治疗法则：清泻胃火，凉营止血。

处方举例：大黄10克（后下），黄连6克，黄芩10克，茜草炭12克，侧柏叶15克，芦根20克，川牛膝12克。

加减法：腹胀较甚加厚朴8克、青皮6克；呕吐加竹茹12克、柿蒂8克。

2. 肝火犯胃

常见症状：吐血，血色红或暗红，其势急暴，甚如泉

岭南中医药名家林建德

144

涌，心烦善怒，躁扰不宁，头痛目赤，口苦胁痛，舌质红绛，脉弦数。

病机分析：肝阳上亢，肝火犯胃，熏灼胃络，煎迫血液，血受热扰，溢出脉络，随上逆的肝气上涌口鼻而为吐血。本证可见于急性胃出血，但更多见于食道、胃底静脉破裂出血。

治疗法则：清肝泻火，降逆止血。

处方举例：水牛角20克（代犀角），山栀子8克，生地黄15克，龙胆草10克，牡丹皮10克，赤芍10克，柴胡6克，生甘草6克，代赭石24克（先煎），怀牛膝12克。

加减法：口渴引饮，舌质红干，脉细数者，为胃阴亏虚，虚火上炎，宜养阴清火，用玉女煎去熟地黄加生地黄、玄参、石斛；如出血过多，见面色苍白，四肢厥冷，汗出心悸，脉微欲绝等症，为气随血脱，宜急投独参汤（人参10~15克），以益气固脱。

3. 脾失统摄

常见症状：吐血反复发作，绵绵不止，血色淡红，量多少不等，面色萎黄，心悸气短，神倦肢冷，腹胀便溏，舌淡少苔，脉细弱。

病机分析：脾气虚弱，不能统摄血液，血不循经，溢出胃络之外，而为吐血。本证常见于胃、食道出血日久，反复未愈者。

治疗法则：补脾益气，养血归脾。

处方举例：黄芪20克，党参15克，白术10克，龙眼肉12克，当归8克，阿胶12克（烊化），白及粉10克（冲服），炙甘草6克，大枣12克，生姜3片。

（四）诊治要诀

（1）吐血之证，宜审证求因，不能单纯使用止血药物，即前人所谓"见血休止血"者。治疗上首当以和胃降逆、益气摄血为大法。如属邪热煎迫而血液妄行者，热清则血止；因气逆而血溢者，降逆则血行归经；气虚不能摄血者，益气则血摄。滥用固涩止血之品，非唯无益于从本论治，且可致血瘀络阻而出血反复。

（2）吐血量多或日久不止，每易由实转虚，出现气虚或阴虚之证，用药宜兼顾。如突然吐血过多者，须防气随血脱，急宜补气摄血，再斟酌用药。

（3）缪仲淳治吐血有三诀：宜行血不宜止血；宜补肝不宜伐肝；宜降气不宜降火。他认为行血可使血液循经络，不致瘀蓄。伐肝则使肝更虚而火愈旺，血不贮藏。气降则火降，因血随气行，故降气即是降火，滥用寒凉降火之品，反伤胃气。唐容川治吐血有四法：以止血为第一要法；血止之后，其离经而未吐出者，是为瘀血，故以消瘀为第二法；止吐、消瘀之后，又恐血再潮动，故以宁血为第三法；去血既多，阴无不虚者矣，故又以补虚为收功之法。这些概括性经验，甚有参考意义。

（4）吐血患者，应静卧少动，注意精神调摄，保持情绪安宁。并戒烟酒，慎吃辛辣动火之品，防止复发。

（五）备用成方

1. 泻心汤（《金匮要略》）

主治：心胃火盛，迫血妄行之吐血。

组成：大黄，黄连，黄芩。

146

2. **十灰散**（《十药神书》）

主治：血热妄行所致之吐血。

组成：大蓟，小蓟，侧柏叶，荷叶，茜草根，山栀子，茅根，大黄，牡丹皮，棕榈皮。

3. **犀角地黄汤**（《千金方》）

主治：热入血分，迫血妄行之吐血。

组成：犀角，生地黄，牡丹皮，赤芍

4. **玉女煎**（《景岳全书》）

主治：胃阴虚，胃火炽盛之吐血。

组成：生石膏，熟地黄，麦冬，知母，牛膝。

5. **归脾汤**（《济生方》）

主治：脾不统血之吐血证。

组成：人参，黄芪，炒白术，茯神，炙甘草，当归，龙眼肉，炒枣仁，远志，木香，生姜，大枣。

6. **龙胆泻肝汤**（《兰室秘藏》）

主治：肝郁化火犯胃之吐血。

组成：龙胆草，木通，车前子，当归，生地黄，柴胡，甘草，泽泻。

二十五、便　　血

（一）概说

凡血从大便而下，或在便前便后，或单纯下血者，统称便血。临床分为虚、实两类。实证多因过嗜辛热厚味，湿热蕴结，下注大肠，热伤血络所致；虚证则多属为气虚不摄，脾失统血。本证常为消化道，特别是下消化道出血的常见病候。

（二）辨证要领

（1）便血一证，首先必须辨其虚实，实者常为湿热熏灼肠胃，虚证则常为脾气亏虚，血失统摄。湿热下血，血色鲜红，肛门灼热疼痛，舌苔黄腻；脾气亏虚，血色紫暗，并兼有神疲肢倦等脾虚病候。下血鲜红，血下如溅，称为肠风，由风热灼伤肠络所致；下血污浊，点滴而出称为脏毒，由肠中湿热伤于血分所致。

（2）本证应与痔疮、痢疾鉴别。若为痔疮，除服药外，尚须配合外治法。

（三）分型论治

1. 湿热蕴结，熏灼肠道

常见症状：下血鲜红，先血后便，大便干结或溏烂不畅，肛门灼热疼痛，口苦，舌苔黄腻，脉数。

病机分析：湿热积留于脾胃，熏灼胃肠道，煎迫血脉，血溢于脉外，从肠道排出而为便血。本证常见于急性结肠炎或直肠炎，中医所谓肠风下血者，多为此证。

治疗法则：清热化湿，凉肠止血。

处方举例：槐花15克，侧柏叶12克，枳壳10克，黄连6克，地榆炭12克，黄芩10克，苦参15克，白头翁20克，秦皮15克。

加减法：肛门热痛加金银花12克、牡丹皮10克；大便秘结加大黄10克（后下）；下血如溅加防风6克、秦艽10克。

2. 脾不统血，血溢肠中

常见症状：下血紫暗，甚则黑色如柏油，脘腹隐痛，神倦懒言，面色无华，大便常溏，舌质淡胖，脉细弱。

病机分析：脾胃虚弱，脾不统血，血溢于络脉之外、肠胃之中而为便血。本证常见于胃、十二指肠溃疡出血，或者慢性结肠炎、直肠炎出血。其出于胃或十二指肠者，称"远血"；出于结肠、直肠者则常称"脏毒"。

治疗法则：健脾温中，固涩止血。

处方举例：熟附子6克，白术12克，熟地黄15克，阿胶10克（烊冲），黄芩10克，党参12克，白及粉6克（冲服），炮干姜8克。

加减法：脏毒下血加地榆炭12克、槐花15克；便血不止，有瘀血见证加三七6克、花蕊石15克；下血日久，肛门下坠感，为气虚下陷，可用补中益气汤，脾虚而出血过多者可用归脾汤。

（四）诊治要诀

（1）便血宜分辨远血、近血。凡血在便后来者，或与粪便拌和成暗黑色黏泥糊状者为远血，其病变部位多在小肠或胃。血在便前来者为近血，其病变部位多在结肠、直肠或肛门。

（2）一般凡十二指肠部位以上出血者，血色暗红，或紫暗；结肠部位以下出血者，血色鲜红，或夹有黏液。粪便呈柏油样，潜血试验检查阳性者，亦为便血。

（3）古医书有肠风、脏毒之称，大抵都指结肠、直肠等下消化道出血而言，虽然脏毒便血紫暗，但仍属近血，其病机多属虚中挟实，每可由肠风失治迁延而成，治疗亦宜养血固摄与活血解毒并用。

（4）治疗便血，属湿热者宜清化湿热，凉血止血；属脾虚者宜健脾益气，养血止血。

（5）便血过多或久治未愈，营阴亏损，常为虚实夹杂，治宜养血和营清热，可用驻车丸之类治之。

（五）备用成方

1. 槐花散（《本事方》）

主治：肠风便血。

组成：炒槐花，侧柏叶（焙），荆芥穗，枳壳。

2. 归脾汤（《济生方》）

主治：脾虚血失统摄之便血。

组成：白术，黄芪，茯苓，人参，远志，木香，甘草，枣仁，龙眼肉，当归，生姜，大枣。

3. 驻车丸（《千金要方》）

主治：便血久未愈，营阴亏虚而兼虚热内扰者。

组成：黄连，阿胶（醋煮烊化），当归，干姜。

二十六、尿　　血

（一）概说

尿血是小便中混有血液，或伴有血块夹杂而下，可有亦可无疼痛感。本证临床有虚实之分，实证多因心火炽盛，移热小肠，致膀胱蓄热，热伤脉络，迫血妄行；虚证多因饮食不节，劳倦过度，致脾肾虚亏，脾不统血，肾失固摄，虚热动血而致。其病变部位主要在肾、输尿管、膀胱及尿道。

（二）辨证要领

（1）辨虚实。虚者多属病久不愈，尿血淡红，溺时多无热涩或痛感；实者多属暴发，尿色鲜红，尿道有热涩感，并兼有苔黄，脉数。

（2）实证尿血应与血淋鉴别。血淋多呈滴沥涩痛难忍，而实证尿血仅尿道轻度胀痛灼热。

（三）分型论治

1. 心火炽盛

常见症状：小便短涩，尿道灼热，尿血鲜红，心烦不眠，口干，或见口舌生疮，舌尖红，苔黄，脉数。

病机分析：心火炽盛，下移小肠，扰动膀胱，灼伤血络，血受煎迫，渗于膀胱而为血尿。本证常见于泌尿系结石或急性尿路感染。

治疗法则：清心泻火，凉血止血。

处方举例：小蓟15克，淡竹叶10克，木通6克，生地黄15克，牡丹皮10克，滑石20克，山栀子8克，蒲黄6克，甘草梢6克。

加减法：尿血刺痛，夹有瘀块者，加川牛膝15克、琥珀末3克（冲服）；小便涩沥不畅加瞿麦12克、车前草12克、冬葵子12克；发热加金银花12克、地丁15克；便秘加大黄10克；口舌生疮加黄连6克。

2. 阴虚火旺

常见症状：小便频数带血，血色淡红，无灼热感，精神疲乏，腰膝酸软，头晕目眩，颧红盗汗，潮热，舌质红而干，脉细数。

病机分析：肝肾阴虚，相火偏旺，扰动膀胱，灼伤血络，血渗膀胱而为血尿。本证常见于尿路结石或炎症的慢性期。

治疗法则：滋阴降火，凉血止血。

处方举例：知母8克，黄柏8克，熟地黄15克，淮山药18克，山萸肉10克，牡丹皮10克，女贞子12克，旱莲草15克，大蓟15克，小蓟15克。

加减法：潮热加地骨皮15克、银柴胡12克；气阴两虚加西洋参6克。

3. 脾肾两虚

常见症状：尿血长期不愈或反复发作，尿色淡红，小便频数，神疲懒言，面色㿠白，纳呆消瘦，头晕耳鸣，腰腿酸软，舌质淡，脉沉细弱。

病机分析：病久脾肾两虚，脾不统血，肾失固摄，血失统摄，溢于膀胱而为血尿。本证常见于慢性肾炎或其他尿路出血日久不愈者。

治疗法则：温肾健脾，益气固摄止血。

处方举例：黄芪20克，党参15克，白术10克，炙甘草6克，当归6克，陈皮6克，升麻3克，柴胡6克，熟地黄15克，山萸肉12克，菟丝子15克，肉苁蓉12克。

加减法：尿血延久不愈加阿胶10克（烊化）、金樱子10克；尿血日久而小便带有小块或小片瘀血者加琥珀末3克（冲服）。

（四）诊治要诀

（1）尿血首辨寒热虚实。暴急为病多属实热；久缓为病多属虚寒或虚热。实热当甘寒凉泻，虚热宜滋阴凉血，虚寒治当温补固摄。早期宜育阴宁血，久病宜温养摄血。

（2）尿血亦可分远血与近血。远血为先尿后血或全程尿液血色淡暗，多属脾肾，宜补肾阴或脾肾阳气；近血则先血后尿，多属膀胱，宜清膀胱之湿热。

（五）备用成方

1. 导赤散（《小儿药证直诀》）

主治：心火炽盛之小便癃闭。

组成：生地黄，木通，甘草，竹叶。

2. 无比山药丸（《太平惠民和剂局方》）

主治：适用于脾肾两虚之尿血。

组成：淮山药，肉苁蓉，熟地黄，山萸肉，茯神，菟丝子，五味子，巴戟天，建泽泻，川杜仲，怀牛膝，赤石脂。

3. 大补阴丸（《丹溪心法》）

主治：适用于阴虚火旺之尿血。

组成：黄柏皮，肥知母，熟地黄，炙龟板，猪脊髓，和蜜为丸。

二十七、心　悸

（一）概说

　　心悸是指心中动悸不安，心慌则指胸前区不适，慌乱不能自主的自觉症状，一般多呈现阵发性，每因情志波动或劳倦过度而发作，且多与失眠、健忘、眩晕、耳鸣等证同时并见。本证的发生，常与体质虚弱、精神刺激有关，亦可因风湿等外邪入侵传里，导致心阳受伤；或肝阳偏亢，血气并走于上，瘀阻心络而致。现代医学的各种器质性心脏病如风湿性心脏病、肺源性心脏病等所引起的心律失常、贫血、再生障碍性贫血、甲状腺功能亢进症、神经官能症等出现以心悸为主症时，可参考本证辨治。

（二）辨证要领

　　（1）心悸是一个常见的症状，多种疾病均可出现，临床以虚证为多，亦有实证，或虚中挟实，应予细心辨析。

　　（2）心之气血阴阳虚衰，均可出现心悸症状，但各有特点：心气虚，舌质多胖嫩，脉虚细；心阳虚，四肢多厥冷，脉微欲绝；心血虚，舌质淡，脉细弱；心阴虚，舌尖多红，脉细数；心血瘀阻，伴阵发性心绞痛，舌暗，脉结代。

（三）分型论治

1. 心气不足，心神不宁

常见症状：心悸心慌，多发生于受惊恐之后，容易梦中惊醒，轻者时作时止，劳累加甚，重者心慌神乱，不能自主，舌苔如常，脉虚数或促。

病机分析：心气不足，心神失于涵养；肝胆气虚，刚果决断之气不行，故每受扰动则心脏悸动不宁。

治疗法则：养心益气，镇惊安神。

处方举例：龙齿15克（先煎），牡蛎20克（先煎），熟枣仁12克，远志6克，茯苓12克，朱砂0.6克（冲），党参15克，五味子10克，白芍12克。

加减法：如痰多呕恶，纳呆，舌苔黄腻，脉滑数，可改用或配合运用温胆汤和胃降浊，清热化痰。

2. 心血亏虚

常见症状：心悸怔忡，头晕气短，面色少华，倦怠乏力，夜寐不安，舌质淡少苔，脉细弱。

病机分析：心血不足，心神失养，心脉运行失常，故心悸怔忡而不安。本证常见于贫血或心律失常患者。

治疗法则：益气补血，养心安神。

处方举例：党参15克，白术10克，茯苓12克，炙甘草10克，当归6克，龙眼肉10克，熟枣仁12克，远志6克，木香6克。

加减法：若心动悸，脉结代，为气虚血少，血不养心，宜用炙甘草汤益气养血，滋阴复脉；若为热病后期，损及心阴而致心悸者，可用生脉散养阴益气。

3. 阴虚火旺

常见症状：心悸不宁，五心烦热，寐卧不安，腰腿酸软，头晕耳鸣，舌质红少苔，脉细数。

病机分析：心阴亏虚，虚火内扰，心神不宁，心脉受扰，故心悸。本证常见于心脏神经官能症或心律失常患者。

治疗法则：滋阴泻火，养心安神。

处方举例：生地黄15克，麦冬8克，天冬8克，党参12克，丹参10克，熟枣仁12克，远志6克，柏子仁12克，五味子10克，茯苓15克。

加减法：若阴虚火旺较甚加黄连6克、阿胶6克（烊冲）；心悸怔忡较甚加龙骨18克、牡蛎20克（先煎）。

4. 心阳不足

常见症状：心悸短气，动则更甚，胸闷或喘促，形寒肢冷，或浮肿，小便不利，舌质淡，苔薄白，脉细弱或结代。

病机分析：心阳虚衰，无力温养心神，推动血行，心脉失于温养故悸动怔忡。常见于各种慢性心脏病心律失常者。

治疗法则：温阳养心，益气安神。

处方举例：桂枝10克，熟附子8克，党参15克，当归8克，炙甘草10克，五味子10克，白术10克，龙齿15克（先煎），远志6克，熟枣仁12克。

加减法：如喘促不得卧，甚或喘渴欲脱者，可服黑锡丹温肾纳气平喘。

5. 瘀阻心络

常见症状：心悸胸闷，或阵发性心胸剧痛，痛甚可见唇甲青紫，舌质紫暗或有瘀斑，脉沉涩或结代。

病机分析：心血瘀阻心络，心气不通，心脉失去心气的正常推动，故悸动不宁而疼痛。本证常见于冠心病、心绞痛或心脏器质性疾病患者。

治疗法则：活血化瘀，通络止痛。

处方举例：桃仁10克，红花6克，赤芍12克，川芎10克，丹参15克，生地黄15克，当归8克，北芪20克，郁金10克，枳壳10克，川牛膝15克。

加减法：血瘀较甚而心前区疼痛较甚者，可加三七6克、玄胡索15克。

（四）诊治要诀

（1）临床所见，心悸证虚多实少，故用活血祛瘀法时，应适当加入补气药，如北芪、党参等，而且不宜长期过于攻伐，以免重耗正气。心神不安者，应配伍安神宁心的药物。

（2）本证常为多种疾病的伴随症状，故宜注重病因治疗，才能提高疗效。

（3）心血不足者，常伴心阴虚见证，治宜注意滋阴益气；如虚火上炎，见口舌生疮，口苦咽干，可加入莲子心、竹叶心以清心利尿，导热下行。心气不足者，常兼见心阳虚，治宜温阳益气，若见大汗淋漓，四肢厥冷，脉微欲绝，为阳虚欲脱，宜投参附大剂以回阳救逆。瘀血阻络引起之悸惕、心痛，治疗除活血化瘀外，可适当加入通心阳药物，如薤白、桂枝等。

（五）备用成方

1. 养心汤（《证治准绳》）

主治：心虚血少，惊悸怔忡。

组成：黄芪，茯神，茯苓，当归，半夏曲，川芎，远志，酸枣仁，肉桂，柏子仁，人参，五味子，炙甘草。

2. 桂枝甘草龙骨牡蛎汤（《伤寒论》）

主治：心阳不足而心中空虚，惕惕而动。

组成：桂枝，甘草，龙骨，牡蛎。

3. **安神定志丸（《医学心悟》）**

主治：惊恐不安，梦多惊惕。

组成：茯苓，茯神，人参，远志，石菖蒲，龙齿。

按：共研细末，炼蜜为丸，如桐子大，辰砂为衣。

4. **天王补心丹（《世医得效方》）**

主治：心悸不宁，心烦少寐。

组成：生地黄，五味子，全当归，天门冬，麦门冬，柏子仁，酸枣仁，人参，丹参，白茯苓，远志，桔梗，朱砂（水飞），玄参。

5. **血府逐瘀汤（《医林改错》）**

主治：瘀血遏阻心络，心悸胸闷疼痛者。

组成：当归，生地黄，桃仁，红花，枳壳，赤芍，柴胡，甘草，桔梗，川芎，牛膝。

二十八、头　　痛

（一）概说

头痛是以症状命名的临床常见疾患。头为诸阳之会，元神所藏，脏腑精气所注之处，不论内因性还是外因性疾病，凡邪气上逆，或者气血不能上荣，皆可致头痛。临床辨证如以头痛为主症，可按虚实分为两类，审证求因。

（二）辨证要领

（1）先辨内伤，外感，然后察其虚实，审其病因，注意病的新久、痛势、部位等。

（2）辨新久：头痛骤然发作，多属外感；反复发作，多为内伤；亦有内伤久病兼夹外邪新感者。

（3）审痛势：实证头痛，痛势较剧，持续不已，且膨然有胀满感；虚证头痛，其痛绵绵，时作时止，且有空虚感而喜按；瘀血头痛，其痛如锥如刺；痰湿头痛，重着如裹。

（4）察部位：外感头痛，前额属阳明，两侧属少阳，后侧连颈属太阳，颠顶属厥阴。内伤头痛，部位辨证亦有一定的意义。此外，还应辨别头痛是否为鼻、眼、咽喉等五官科疾病所致者。

（三）分型论治

1. 肝阳头痛

常见症状：头痛每因情绪激动或工作紧张而诱发，两侧为甚，有被击扑感，目眩口苦，颜面烘热，烦躁多怒，胁肋胀痛，舌红，苔薄黄，脉弦而数。

病机分析：肝气上逆，风阳上升，引动气血，奔迫而上，逆乱于头部而为头痛。本证常为高血压、血管神经病变引起的头痛。

治疗法则：平肝潜阳，凉肝止痛。

处方举例：石决明20克（先煎），钩藤15克（后下），赤芍、白芍各12克，桑叶12克，菊花12克，生地黄15克，白蒺藜10克，夏枯草15克。

加减法：头痛较剧加羚羊角骨10克（先煎）；肝阳化火加龙胆草8克、山栀子6克、木通8克；肝肾阴亏加女贞子12克、旱莲草12克、桑寄生15克。

临证一得

2. **痰浊头痛**

常见症状：头胀痛晕重，甚则脑转头旋，不敢坐立，胸膈痞闷，呕恶多痰，舌苔厚腻，脉弦滑。

病机分析：痰浊蒙阻，气机不通，气血痰湿郁滞于头部，故胀痛不适。本证常见于美尼尔氏综合征或外感湿浊邪气而致的头痛。

治疗法则：清化痰浊，理气止痛。

处方举例：法半夏10克，茯苓12克，陈皮6克，天麻8克，川芎6克，白芷10克，甘草6克，胆南星6克，枳壳10克。

加减法：热痰去川芎、胆南星，加竹茹12克、黄芩10克。

3. **虚证头痛**

常见症状：头痛绵绵，有空虚感，遇劳加甚，倦怠短气，面色苍白，舌淡胖。血虚者，夜间痛加，心悸怔忡，舌淡苔少，脉弦细；气虚者，每因劳累而引发，且午后觉甚，脉虚弦；肾虚者，每见耳鸣健忘，失眠遗精，腰膝酸软，舌淡胖而润滑，脉细弱。

病机分析：气血亏虚、肾精肾气不足均可致头部经络失于营养，或者髓海空虚而头痛。本证常见于神经性头痛或因自主神经功能紊乱而致的头痛。

治疗法则：①养血止痛：适用于血虚头痛；②益气止痛：适用于气虚头痛；③补肾益精止痛：适用于肾虚头痛。

处方举例：①养血止痛：当归8克，川芎8克，白芍10克，熟地黄12克，白芷10克，枸杞子12克，蔓荆子10克，沙苑子10克，制首乌15克，鸡血藤胶10克（烊冲），乌豆衣6克。

②益气止痛：党参15克，白术10克，黄芪18克，当归6克，陈皮6克，柴胡6克，川芎8克，甘草6克，蔓荆子10克。

③补肾益精止痛：熟地黄15克，淮山药15克，山萸肉10克，川芎8克，枸杞子12克，桑寄生15克，沙苑子10克。

加减法：偏肾阳虚加细辛4克、熟附子6克。

4. 瘀血头痛

常见症状：头痛，痛处固定，痛如锥刺，入夜痛甚，气候变化时发作或疼痛加甚，脉涩，舌有瘀斑或暗红。

病机分析：瘀血遏阻脑部络脉，气血不通，不通则痛。本证常见于脑震荡或其他颅脑外伤所致的后遗症。

治疗法则：活血祛瘀，通窍止痛。

处方举例：当归尾8克，生地黄15克，赤芍12克，川芎10克，桃仁10克，红花6克，白芷8克，葱白3茎。

加减法：瘀热加丹参15克、酒大黄10克；偏寒加制川乌6克、细辛4克；头痛剧烈，顽固不愈加麝香0.5克（分2次冲服）。

（四）诊治要诀

（1）至高之处，唯风可至，故各类头痛适当配用一些风药或适当选用一些引经药物，疗效较好。如阳明头痛用白芷、石膏；少阳头痛用川芎、柴胡；太阳头痛用羌活；厥阴头痛用吴茱萸；少阴头痛用独活、细辛；太阴头痛用苍术、升麻等。

（2）偏头痛一证，痛势较剧，且时时发作，经久不愈，治疗颇为棘手。大抵此证患者，平素常有肝血不足、肝阳亢张之体质，发则风挟痰火而动，故发作时宜清热化痰，平肝熄风以止痛，必要时全蝎、僵蚕、羚羊角、地龙、蜈蚣等药可配合选用；平时则以柔肝养血为主；至于久痛入络，又当活血通络为治。

（3）蜈蚣、全蝎、白芷、川芎之类，能镇静脑血管神经，起止痛效果，但多属香燥走窜之品，易耗伤气阴，故阴虚阳亢及火热头痛者，以不用或少用为宜，必要时配合养阴药使用。

（五）备用成方

1. 川芎茶调散（《太平惠民和剂局方》）

功效主治：疏风散寒止头痛。

组成：川芎，薄荷，羌活，白芷，细辛，防风，荆芥，甘草。

按：上为末，清茶调服。

2. 清空膏（《兰室秘藏》）

功效主治：疏风清热止头痛。

组成：羌活，防风，柴胡，黄芩，黄连（酒炒），川芎，栀子，甘草。

按：共研为末，清茶调服。

3. 芎术汤（《奇效良方》）

主治：寒湿头痛眩晕。

组成：白术，官桂，川芎，附子，甘草，生姜，大枣。

4. 天麻钩藤饮（《杂病证治新义》）

功效主治：平肝潜阳熄风止头痛。

组成：天麻，钩藤，石决明，桑寄生，杜仲，川牛膝，夜交藤，朱茯神，益母草，黄芩，山栀子。

5. 半夏白术天麻汤（《脾胃论》）

主治：痰厥头痛。

组成：法半夏，天麻，白术，苍术，人参，黄芪，陈皮，茯苓，泽泻，干姜，黄柏，麦芽，神曲。

6. **加味四物汤（《金匮翼》）**

功效主治：养血祛风止头痛。

组成：生地黄，当归，白芍，川芎，蔓荆子，菊花，黄芩，炙甘草。

7. **通窍活血汤（《医林改错》）**

功效主治：通窍活血，治瘀血头痛。

组成：红花，桃仁，赤芍，川芎，麝香，生姜，大枣，葱，酒。

8. **选奇汤（《兰室秘藏》）**

功效主治：疏风清热止痛，治眉棱骨痛。

组成：羌活，防风，酒黄芩（冬月不用），炙甘草（夏月生用）。

二十九、眩　晕

（一）概说

眩晕是视物旋转、头目昏晕为主要症状的一种证候，常伴有恶心呕吐、耳鸣、汗出等症状。病因有忧郁恼怒，耗损肝阴，肝阳偏亢，风阳升动而致者；有烦劳伤阳，心脾暗损，营阴亏耗，阳升风动而致者；有久病气虚，或失血过多，气血不足上养头脑而致者；有高年肾衰，或房劳过度，肾精亏损，髓海空虚而致者；有脾失健运，清阳不升，痰浊上蒙而致者；亦有外感风寒暑湿燥火外邪，上扰清窍而致者；病因多端，总不离风、火、痰、虚四者，尤以虚证为多。故谓"上虚则眩""无虚不作眩""无痰不眩""诸风掉眩，皆属于肝"。临床上常见于肝风、肝阳、痰饮、失血、虚损诸病，现代医学的内耳眩晕症（美尼尔氏综合征）、脑动脉硬化、高血压、低血压、贫血、低血糖、神经官能症、颈椎病，以及某些脑部疾患等，都可能以眩晕为主要症状表现而按本证论治。

（二）辨证要领

（1）眩晕先分清虚实。虚者，气血精髓之虚、肝肾之虚；实者，风火痰浊之实、外邪之实。亦有本虚标实者，如水不涵木，风阳上扰之类。

（2）眩晕主要见于杂病。外感眩晕常与头痛、发热、恶寒等并见，大都不是主症。

（3）必要时结合五官科或骨科颈椎检查等，寻找引起眩晕的原因。

（三）分型论治

1. 肝阳眩晕

常见症状：头晕胀痛，急躁易怒，怒则眩晕加甚，胸胁苦满，失眠多梦，面红目赤，耳鸣口苦，舌红苔黄，脉象弦滑。

病机分析：肝阳上亢，引动风火气血，上扰清窍而致眩晕。本证最常见于高血压患者。

治疗法则：平肝潜阳，熄风止眩。

处方举例：钩藤12克，天麻8克，龟板15克，石决明15克（先煎），珍珠母20克（先煎），磁石20克（先煎），白芍12克，沙苑子10克，桑寄生20克，女贞子12克，甘菊花12克。

加减法：肝阳化火去女贞子、桑寄生，酌加羚羊角2克（另煎）、栀子6克、夏枯草15克、龙胆草6克；便秘加大黄12克（后下）。

2. 痰浊眩晕

常见症状：头晕重胀，面色暗晦，胸闷恶心，或呕吐涎沫，倦怠懒言，舌苔垢腻，脉迟缓或濡滑。

病机分析：痰浊内盛，上泛清窍，遏阻气机，痰浊挟气血蒙阻清窍而致眩晕。本证最常见于美尼尔氏综合征。

治疗法则：豁痰化浊，理气止眩。

处方举例：法半夏12克，制陈皮6克，白术12克，茯苓12克，姜竹茹8克，天麻8克，甘草6克，枳实8克，生姜3片。

加减法：胸闷呕恶较甚加厚朴8克、砂仁壳6克；纳呆加神曲15克、谷芽20克；热较盛加黄连6克、黄芩8克；气虚加党参12克。

3. 血虚眩晕

常见症状：头晕目眩，动作更甚，惊悸怔忡，气弱神疲，面色淡白或萎黄无华，舌淡胖嫩，脉细弱。

病机分析：气血虚衰，血不上营头目，清窍失养，故眩晕。本证以贫血引起的眩晕为多见。

治疗法则：益气补血止眩。

处方举例：当归8克，黄芪18克，白术10克，党参12克，茯苓12克，龙眼肉8克，制首乌12克，川芎6克，白芍10克，枣仁12克，炙甘草6克。

加减法：失眠加远志6克、五味子15克；便秘加火麻仁30克；纳呆去制首乌、龙眼肉，加木香6克（后下）、神曲15克、炒谷芽20克。

4. 肾虚眩晕

常见症状：头晕耳鸣，面色暗淡，畏寒肢冷，腰膝酸软，神疲体倦，健忘，或有遗精，舌淡少苔，脉沉细。

病机分析：肾气不足，肾精亏少，脑髓失养，髓海空虚，故眩晕。本证多见于神经官能症，或颈椎、腰椎疾患所引起的眩晕。

治疗法则：补肾益气，填精生髓。

处方举例：熟地黄15克，山萸肉12克，菟丝子15克，淫羊藿10克，龟板胶6克（烊冲），鹿角胶6克（烊冲），五味子8克，淮牛膝12克，淮山药15克，枸杞子12克。

加减法：腰脊酸痛加补骨脂8克、续断12克；纳呆加木香6克（后下）、砂仁6克（后下）；五更泄泻加肉豆蔻6克、吴茱萸6克；便秘加黑芝麻20克、肉苁蓉20克；虚火上炎加旱莲草12克、知母6克（盐水炒）、黄柏6克（盐水炒）。

（四）诊治要诀

（1）肝风内动，虚阳上升，非发散可解，非沉寒可清，法当甘酸化阴，育阴潜阳，要疏风亦只宜桑叶、甘菊之品。若肝阳化火，清肝泻火如羚羊角、龙胆草、栀子、夏枯草之类，皆属权宜之计，治本还是育阴以潜阳。

（2）汗、吐、失血等所致气血大虚之眩晕，应注意补气固涩，补气如参、芪、术、草；固涩如龙、牡、磁石、浮小麦。

（3）眩晕每伴呕吐，尤其是痰浊盛者，服药易吐出，可先饮姜汤或甘草汤数口后再服药。

（五）备用成方

1. 天麻钩藤饮（《杂病证治新义》）

主治：肝阳上亢，头痛眩晕。

组成：天麻，钩藤，石决明，益母草，夜交藤，桑寄生，黄芩，茯神，川牛膝，杜仲，山栀子。

2. 归脾汤（《济生方》）

主治：心脾损伤，气血两虚，惊悸失眠，眩晕等症。

组成：党参，黄芪，白术，茯神，酸枣仁，龙眼肉，木香，炙甘草，当归，远志，生姜，大枣。

3. 川芎茶调散（《太平惠民和剂局方》）

主治：头风，偏正头痛，头目眩晕。

组成：川芎，白芷，羌活，防风，甘草，荆芥，细辛，薄荷。

按：上为末，清茶调服。

4. 杞菊地黄丸（《医级》）

功效主治：滋养肝肾，治肝肾阴虚眩晕。

组成：熟地黄，山萸肉，淮山药，泽泻，茯苓，牡丹皮，枸杞子，菊花。

三十、耳鸣（附：耳聋）

（一）概说

患者自觉耳中有鸣响之声，其声与外界音响无关者，称为耳鸣。耳为肾之开窍，其气内通于脑，肾精脑髓滋润耳窍而听觉正常，肾精亏少，脑髓空虚，则耳失濡养而自觉鸣响时作。另外，气血亦有濡养耳窍的功用，脾胃虚弱，清气不升，气血不能上濡耳窍，亦可致耳鸣。在经络方面，足少阳胆经上行于耳，肝胆火旺，或痰火随少阳经气上逆，或风热外客，亦皆能扰动耳窍而发耳鸣。

多数耳鸣常伴有不同程度之听力减退，或致完全丧失。听力减退以至丧失者，称为耳聋。耳聋常为耳鸣的进一步发展，两者在病因病机或治疗法则方面，多有相近之处，故附论于后。

（二）辨证要领

（1）耳鸣一证，有虚有实，临证须从发病之久骤、鸣声之高低断续加以辨析。大抵耳鸣渐发，久而不已者多虚；骤发暴鸣者多实；鸣声低而时作时断者多虚；鸣声高亢、持续不已者多实。

（2）实证责之肝胆火旺，或痰火上扰，但亦有因风热外客者；虚证责之肾精不足，髓海空虚，但脾胃虚弱，清气下陷，气血不能上濡耳窍者亦有之。故临床当结合兼证及舌脉以辨清病变所涉脏腑，究明耳鸣的病因。

（三）分型论治

1. 风热外客

常见症状：耳鸣声如潮涌，或如雷鸣，持续不已，可伴耳道肿痛或头胀痛，面红目赤，口渴喜饮，便秘溺赤，舌红苔黄，脉弦数。

病机分析：风热外客，循少阳经脉上行，扰动耳窍，故耳鸣。本证常见于急性中耳或外耳炎症者。

治疗法则：清热疏风，散邪通窍。

处方举例：蔓荆子12克，菊花12克，桑叶12克，蝉衣6克，赤芍12克，连翘15克，苦丁茶6克，滑石20克，甘草3克。

加减法：热甚加黄芩10克或山栀子6克；便秘加大黄12克（后下）。

2. 肝胆火旺

常见症状：耳鸣每因情志郁怒而引发或加重，声如钟鼓，或如潮涌，伴头晕头痛，胸胁胀痛，心烦善怒，口苦，舌红苔薄黄，脉弦数。

病机分析：肝胆经脉上行头颠，绕行耳部，肝胆受情志过激所伤，肝阳上亢，胆火上逆，扰动清窍而致耳鸣。本证常见于高血压等病所致的耳鸣。

治疗法则：清泄肝胆，平潜肝阳。

处方举例：柴胡6克，黄芩10克，龙胆草6克，枳实10克，赤芍12克，当归6克，生地黄15克，绵茵陈15克，木通6克。

加减法：便秘加大黄12克（后下）；胁痛加郁金8克；头晕、头痛加夏枯草12克、菊花12克。

3. 痰火上扰

常见症状：两耳轰鸣作响，鸣声重实，伴眩晕胸闷呕恶，口黏而苦，小便黄赤，大便秘结或黏滞不爽，舌红苔黄腻，脉滑数。

病机分析：痰浊兼夹火热上扰，蒙阻清窍，扰动听宫。本证可见于急慢性中耳炎或美尼尔氏综合征、神经官能症等。

治疗法则：清热化痰，行气通窍。

处方举例：枳实10克，竹茹10克，法半夏10克，茯苓15克，陈皮6克，石菖蒲8克，黄芩10克，胆南星6克，甘草3克。

加减法：痰热较甚加礞石滚痰丸9克（吞服）。

4. 肾精亏虚

常见症状：耳鸣，鸣声如蝉，时高时低，时断时续，伴腰膝酸软，头目眩晕，或见遗精、盗汗，舌红瘦少苔，脉细。

病机分析：耳为肾之开窍，得肾精的滋养而听觉功能正常。肾精不足，脑髓空虚，耳窍失养则听觉失常而觉鸣响。本证以神经性耳鸣为多见，亦可见于高血压耳鸣者。

治疗法则：滋补肾精，补益脑髓。

处方举例：熟地黄15克，巴戟天10克，胡桃肉12克，淮山药15克，茯苓12克，山萸肉10克，石菖蒲6克，磁石30克（先煎）。

加减法：腰膝酸软加杜仲12克、淮牛膝12克；头目眩晕加枸杞子12克、沙苑子10克；遗精加金樱子12克、龙骨15克（先煎）。

5. 气血虚衰

常见症状：脑转耳鸣，鸣声细弱如蚊蝇，劳累觉甚，动辄心悸气喘而耳鸣吱吱，面色苍白，纳少便溏，舌淡胖苔薄白，脉弱。

病机分析：气血虚衰，中气不足，清阳不升，耳窍失于气血的滋养，故听觉异常而觉耳朵鸣响。本证亦以神经性耳鸣为多见。

治疗法则：升阳益气补血。

处方举例：党参12克，北芪20克，白术10克，当归6克，葛根15克，沙苑子10克，天麻6克，石菖蒲8克，炙甘草6克。

加减法：腹胀便溏加砂仁壳6克、豆蔻仁6克；血虚较甚加乌豆衣8克、枸杞子12克。

（四）诊治要诀

（1）耳为清窍，宜通不宜闭，故凡外邪入客、痰火上扰、肝胆火旺等引起耳鸣者，宜清泄疏通。外邪去，痰浊除，火热清则耳鸣可止。又，耳窍须得精、气、血之濡养，才能发挥正常听觉功能，故虚证耳鸣则当补肾生精益髓，或补气血升清阳。前者重在治肾而兼及于肝，盖肾主藏精生髓，而肝肾同源也；后者重在脾胃，盖脾胃为后天之本，气血之海，有生气血、升清阳之功能也。

（2）耳部外伤或中耳炎导致鼓膜破损穿孔者亦常见耳鸣，但伴有明显听力减退，应从耳聋论治，必要时可作鼓膜修补手术。至于因长期受强烈噪声刺激，致鼓膜松陷而耳鸣者，用补肾填精或升阳益气法治疗可以获效，但须耐心坚持较长时间之服药治疗，方有明显效果。

（3）心悸患者于静坐或睡卧时，可闻及心脏笃笃跳动之声，一般不作耳鸣论治，应以治疗心悸为要。

（五）备用成方

1. 桑菊饮（《温病条辨》）

功效主治：疏风清热宣肺，原治外感风热咳嗽，加减可治风热外邪引起之耳鸣。

组成：桑叶，菊花，杏仁，桔梗，连翘，芦根，薄荷，甘草。

2. 龙胆泻肝汤（《兰室秘藏》）

功效主治：清泻肝胆湿热，可用治肝胆火旺之耳鸣、耳聋。

组成：龙胆草，柴胡，生地黄，车前子，泽泻，木通，甘草，当归。

3. 温胆汤（《千金方》）

功效主治：和胃降浊，清热化痰，可加减用于痰热上扰之耳鸣。

组成：竹茹，枳实，法半夏，橘皮，茯苓，甘草，生姜。

4. 礞石滚痰丸（《养生主论》）

功效主治：泻火下气逐痰，可用治痰火上扰之耳鸣。

组成：青礞石，沉香，大黄，黄芩。

5. 耳聋左慈丸（《饲鹤亭集方》）

功效主治：本方为六味地黄丸加味，有补肾益精、重镇潜阳作用，治肾精亏虚之耳鸣、耳聋。

组成：熟地黄，淮山药，山萸肉，牡丹皮，泽泻，茯苓，柴胡，磁石。

6. 益气聪明汤（《东垣试效方》）

功效主治：补脾益气升清阳，可治脾胃虚弱，清阳不升之耳鸣、耳聋。

组成：黄芪，人参，葛根，蔓荆子，白芍，黄柏，升麻，炙甘草。

7. 河车大造丸（《医方集解》）

功效主治：大补真元，可用治肝肾虚衰，真元不足之耳鸣、耳聋。

组成：紫河车，淮牛膝，天门冬，黄柏（盐水炒），五味子，龟板，当归，麦冬，生地黄，人参，杜仲。

8. 防风通圣散（《宣明论方》）

功效主治：解表通里，消风泻热，可用治风热邪气外客，表里俱实之暴聋。

组成：防风，荆芥，麻黄，薄荷，连翘，川芎，当归，炒白芍，白术，黑山栀，黄芩，酒蒸大黄，芒硝，石膏，桔梗，甘草，滑石。

附：耳聋

耳聋可由耳鸣发展而成。耳鸣常伴有不同程度之听力减退，积渐日久，即可致听觉严重障碍，甚则全聋而耳无所闻。故临床上耳聋多从耳鸣分型论治，审其虚实，辨其致聋之因，然后从因论治。实证因于痰热者，清热化痰以通耳窍，如礞石滚痰丸之类；因于肝胆火热上攻者，清泻肝胆以降火热，用龙胆泻肝汤之类。虚证多因肝肾虚衰，精髓亏少，耳失所养而致，用耳聋左慈丸、河车大造丸之类补肾填精益髓。但耳聋亦有不由耳鸣积渐而成，而见两耳骤然无所闻，古方书称为"猝聋""暴聋"，多为风邪骤客，气机闭塞，耳窍不通所致，治疗当疏散风邪，调畅气机为主，可用下方：白芷6克，羌活6克，防风6克，蔓荆子12克，石膏20克（先煎），夏枯草15克，石菖蒲8克，细辛4克，苦丁茶6克。

如风热较甚，大便秘结者，可用防风通圣散。

本证大抵见于青少年者较易治愈，见于老年者，则每难望听觉完全复原。至于鼓膜穿孔之耳聋，以结合手术治疗为佳。先天性耳聋或婴幼儿大病后耳聋，多聋哑并见，治疗亦较难获效，可试用针刺疗法先治其聋，而后用语言训练治其哑。

三十一、中　风

（一）概说

凡突然昏倒，不省人事，兼见口眼㖞斜、语言不利、半身不遂，或不经昏倒而出现上述诸症者，称为中风病。因本病发病急骤，传变迅速，如猝中风邪使然，故名中风。

本证分真中风、类中风。真中风以外风为主，临床较少见；类中风以内风为主，乃机体自身发生类似"风胜则动"的病理变化，风自内生。可因心火暴盛、湿痰久郁生热、热极生风、肝肾阴虚而肝风内动、瘀血阻塞脑络等所致。本篇主要讨论类中风。现代医学中的急性脑血管病，如脑出血、脑血栓形成、短暂性脑缺血等，可参阅本节辨治。

（二）辨证要领

（1）中风病有真中风、类中风的分别。真中风以外中风邪为主，必兼见六经形证；类中风以内风为主，与外风无关，以阴阳偏胜、气血逆乱为本，风火交煽、痰气壅塞为标，故本虚标实、上盛下虚为其特点。

（2）临床辨证分中经络、中脏腑两大类。中经络一般无神志改变而突然出现偏瘫不语等症，病情稍轻；中脏腑常有神志不清，病较危重，有闭证、脱证之分。闭证是邪闭于内，以痰浊为主，属实证；脱证是气脱于外，以正气外脱为主，属虚证。

（三）分型论治

1. 中经络

（1）肝肾阴虚，风阳上扰。

常见症状：平素常有头晕、目眩、耳鸣、腰酸软等不适症状，突然发生口眼㖞斜，舌强语蹇，半身不遂，舌红，脉弦滑细数。

病机分析：肝肾阴虚，阴不涵阳，肝阳上亢，虚风内动，扰动经络，气血不能通行营养头面肢体，故口眼㖞斜，肢体痿废而半身不遂。本证常见于短暂性脑缺血、脑血栓形成者。

治疗法则：育阴潜阳，镇肝熄风。

处方举例：白芍18克，玄参15克，生龙骨20克（先煎），生牡蛎25克（先煎），龟板18克（先煎），代赭石20克（先煎），淮牛膝15克，天麻8克，钩藤12克。

（2）气虚血瘀，瘀血阻络。

常见症状：起病较慢，多在休息或睡眠时发病，头晕痛，肢体麻木，半身不遂，语言蹇滞，舌质紫暗，苔薄白，脉虚弦细弱。

病机分析：气虚无力推动血行，血行迟滞，阻塞经脉，经络气血不通，肢体孔窍失养，口眼㖞斜，言语蹇滞，肢体萎废不用。本证同样常见于短暂性脑缺血、脑血栓形成者。

治疗法则：益气活血，逐瘀通络。

处方举例：黄芪30克，桂枝10克，桃仁12克，红花8克，川芎10克，川牛膝15克，地龙10克，赤芍12克，当归尾

10克，丹参15克。

2. 中脏腑

（1）闭证：分阳闭、阴闭两型。

常见症状：两者均见突然昏仆，不省人事，牙关紧闭，两手紧握，肢体抽搐，便闭。但两者区别：①阳闭：除上述共证外，尚伴面赤唇红，气粗，躁扰不宁，四肢温暖，舌苔黄腻，脉弦滑数。②阴闭：除上述共证外，伴面白唇淡，四肢不温，静而不烦，舌苔白滑腻，脉沉缓滑。

病机分析：肝风内动，脏腑受病，脑窍闭塞，气机不通，故为中风闭证。其中阳闭者为肝阳化风内动所致，阴闭者则为内动之肝风兼夹痰浊内闭清窍而致。

治疗法则：①阳闭：清肝潜阳，熄风开窍。②阴闭：辛温开窍，豁痰熄风。

处方举例：①阳闭：先用至宝丹一粒研末灌服或鼻饲，继服下药，菊花12克，夏枯草12克，白芍12克，生地黄15克，牡丹皮10克，淮牛膝15克，钩藤15克，代赭石20克（先煎），石决明20克（先煎），龟板20克（先煎），羚羊角1克（锉末冲服）。

加减法：痰多加胆南星8克、天竺黄6克；便秘加大黄12克（后下）、芒硝15克（冲服）。

②阴闭：先服苏合香丸一粒，继服下药，法半夏10克，茯苓12克，橘红6克，天竺黄6克，石菖蒲8克，胆南星10克，枳实10克，天麻8克，钩藤15克，僵蚕6克。

（2）脱证。

常见症状：突然昏仆，不省人事，目合口开，手撒，汗出肢冷，呼吸微弱，二便失禁，舌淡胖，滑润少苔，脉沉伏或微细欲绝。

病机分析：肝风内动，阴不涵阳，阳气亢张，外脱耗亡。

治疗法则：益气回阳，扶正固脱。

处方举例：生晒参10克，熟附子8克，参三七8克，水煎灌服或鼻饲进药。

加减法：如见肢厥汗出，颧红，脉浮大无根，为真阴亏虚，阳无所附，宜上方加入熟地黄20克、五味子12克、龙骨30克（先煎）、山萸肉12克、北芪30克，以敛阴涵阳固脱。

（3）后遗症。

常见症状：中风经抢救后，往往遗有口眼㖞斜、半身不遂、言语不利等后遗症。必须抓紧时机，给予积极治疗。

治疗法则：补气活血，疏风通经络。

处方举例：黄芪30克，当归尾10克，赤芍12克，川芎10克，桃仁12克，红花6克，地龙10克，牛膝15克，肉苁蓉15克，三七末3克（冲服）。

加减法：语言蹇滞不利加天麻8克、全蝎6克、胆南星8克、天竺黄6克、远志6克、石菖蒲8克；口眼歪斜加白附子6克、僵蚕6克、全蝎6克、蜈蚣2条。

（四）诊治要诀

（1）本病发病责在风、火、痰、气、血。风以肝风为主；火以心火、肝火为多见；痰有以风痰为主；气分气虚、气逆；血多为瘀血阻络。以上五者，常相互影响，在一定条件下突然发病。

（2）本病治法以熄风豁痰治标，滋养肝肾治本，并结合活血、化瘀、通络为治，不宜过投风燥之品。重症昏迷患者注意开窍、固脱。闭证为邪实内闭，以祛邪为主；脱证为阳气欲脱，宜扶正固脱。预后方面，如昏迷患者，经抢救后苏醒较快者，预后较好，后遗症较轻；迟迟不醒，示正气虚弱，预后每不良。

（3）临床急救可配合针灸治疗，后遗症亦可结合针灸或其他外治理疗方法，以提高疗效。

（五）备用成方

1. 苏合香丸（《太平惠民和剂局方》）

主治：中风痰厥，不省人事，口眼㖞斜。

组成：苏合香，安息香，公丁香，诃子肉，青木香，白檀香，正沉香，正朱砂，荜拨，香附子，犀角（代以水牛角），乳香，正龙脑，正麝香，白术。

2. 通关散（《丹溪心法附余》）

主治：卒然中风口噤，不省人事，吹入鼻中，有嚏即苏，无嚏难治。

组成：细辛，皂角，薄荷，雄黄。

按：一方有胆南星、半夏。

3. 镇肝熄风汤（《医学衷中参西录》）

主治：内中风，头目眩晕，甚则跌仆昏迷，脉弦大有力。

组成：怀牛膝，生赭石，生龙骨，生牡蛎，生龟板，茵陈，白芍，玄参，天冬，川楝子，生麦芽，甘草。

4. 小续命汤（《千金方》）

主治：外风卒中，舌强不语。

组成：麻黄，杏仁，甘草，防己，人参，黄芩，肉桂心，芍药，川芎，附子，生姜，防风。

按：内中风禁用此方。

5. **三生饮**（《太平惠民和剂局方》）

主治：卒中风，痰涎上壅。

组成：天南星，乌头，木香，生附子。

按：元气虚弱者加人参。

6. **牛黄清心丸**（《太平惠民和剂局方》）

主治：诸风缓纵不遂，心神恍惚。

组成：白芍，柴胡，麦冬，黄芩，当归，防风，白术，桔梗，川芎，茯苓，杏仁，神曲，蒲黄，人参，麝香，冰片，肉桂，雄黄，大豆黄卷，阿胶珠，白薇，炮姜，牛黄，犀角，羚羊角，山药，甘草，大枣，金箔。

7. **涤痰汤**（《济生方》）

主治：中风痰迷心窍，舌强不语。

组成：制天南星，半夏，枳实，茯苓，陈皮，人参，石菖蒲，竹茹，甘草，生姜。

8. **地黄饮子**（《宣明论方》）

主治：中风舌强不能言，足痿不能行。

组成：生地黄，山萸肉，北五味，肉苁蓉，石斛，薄荷，麦冬，石菖蒲，远志，茯苓，巴戟天，肉桂心，附子，生姜，大枣。

三十二、失　眠

（一）概说

失眠又称"不寐"，以不易入睡，或睡而易醒，甚至彻夜不眠为主要症状的病证。多因心脾不足，心神失养，心肾不交，神不安宁，痰湿壅遏，胃失和降等，导致精血内耗，神失所养而成，故张景岳谓其病机要点在于"营气不足"与"邪气之扰"。

（二）辨证要领

失眠是临床常见的一种病候，常与头晕、头痛、心悸、健忘、心神不安等症并见，且多种疾病均可导致失眠。临床当首分虚实，虚证多属阴血亏损，宜辨清心、脾、肝、肾何脏之虚；实证则多责之肝郁化火，或食滞痰浊中阻，胃腑不和。

（三）分型论治

1. 心脾亏虚

常见症状：夜难入寐，或多梦易醒，或彻夜不寐，食欲减少，心悸健忘，倦怠乏力，面色萎黄，大便常溏，舌淡胖，脉细弱。

病机分析：心主血脉而藏神，脾统血藏营，心脾两虚，气血不足，心神失养，肝血亏虚而不藏魂，故夜难入眠。本证常见于病后气血衰弱而失眠者。

治疗法则：补脾养心，宁志安神。

处方举例：党参12克，炙黄芪15克，白术10克，茯苓12克，远志6克，龙眼肉12克，丹参10克，当归6克，甘草6克。

加减法：可加炒枣仁15克、夜交藤20克以增强养心安神作用。

2. 心肾不交

常见症状：心烦不寐，心悸，头晕耳鸣，口干，腰酸，或见遗精，或五心烦热，舌尖红，脉细数。

病机分析：肾阴不能上济心阴，心火不能下交肾水，水火不相交济，心火偏亢，心神不宁而不寐。本证常见于习惯性失眠及心神经官能症所致的睡眠障碍。

治疗法则：滋阴清火，交通心肾。

处方举例：黄连6克，阿胶10克（烊化），生地黄15克，白芍12克，莲子12克，枸杞子10克，鸡子黄1枚（兑冲）。

加减法：可加五味子12克、炒枣仁20克以增强滋肾安神作用。

3. 痰湿壅遏

常见症状：不寐，头晕，口苦胸闷，痰多呕涎，烦热易惊，不思饮食，二便不畅，舌苔黄腻，脉滑数。

病机分析：痰湿壅阻，胆涎沃心，心神不宁，故虚烦不寐。本证常见于病后痰湿未清，或心神经官能症引起的睡眠障碍。

治疗法则：宣化痰湿，和中安神。

处方举例：陈皮6克，法半夏10克，茯苓15克，甘草4克，竹茹10克，枳实8克，瓜蒌皮6克，炒枣仁15克。

加减法：痰热较盛加黄连6克。

4. 胃失和降

常见症状：懊憹不寐，脘腹胀满，嗳气腐酸，食欲不振，或见腹痛呕吐，舌苔厚腻，脉滑数。

病机分析：食滞胃脘，胃失和降，湿浊积留，扰动心神，故懊憹不寐。本证常见于急慢性胃炎或胃肠功能紊乱而引致的睡眠障碍。

治疗法则：消导食滞，和中安神。

处方举例：陈皮6克，连翘12克，神曲10克，炒莱菔子15克，焦山楂12克，法半夏10克，甘草4克，茯苓12克，麦芽15克，炒枣仁15克。

加减法：积滞较甚加枳实10克；挟热加山栀子6克。

（四）诊治要诀

（1）治疗失眠，虚者宜补益脾胃，滋养肝肾；实者宜消导和中，清降痰火。因脾胃为气血之源，脾虚则生化无源，心血不足则神失所养，故临床常用归脾汤以健脾益气，气旺则血生，血足则心得其养而寝寐自安。

（2）心肾不交之不寐，治疗上除滋肾阴以养心阴外，应佐以清降心火，以交通心肾。

（3）《黄帝内经》中有"胃不和则卧不安"之说，是指对不寐患者，不能单纯使用安神养血药，如有痰湿、食滞、水饮停于中焦，同样能导致不寐，故应辨明病因，才能获效。

（4）注意患者精神因素，消除紧张情绪和顾虑，注意劳逸结合，加强体育锻炼，有利于病情的康复。

（五）备用成方

1. 朱砂安神丸（《医学发明》）

主治：心神不安，心血虚亏，惊悸怔忡。

组成：朱砂，黄连，炙甘草，生地黄，当归。

按：研末蜜丸、朱砂为衣。

2. 温胆汤（《千金方》）

主治：大病后虚烦不得眠。

组成：半夏，橘皮，甘草，茯苓，枳实，竹茹，生姜。

3. **酸枣仁汤（《金匮要略》）**

主治：虚烦不眠，盗汗。

组成：酸枣仁，甘草，知母，茯苓，川芎。

4. **黄连阿胶汤（《伤寒论》）**

主治：心烦不寐，心悸不安。

组成：黄连，黄芩，芍药，鸡子黄，阿胶。

5. **天王补心丹（《世医得效方》）**

主治：心悸不宁，心烦少寐。

组成：生地黄，五味子，全当归，天门冬，麦门冬，柏子仁，酸枣仁，人参，丹参，白茯苓，远志，桔梗，朱砂（水飞），玄参。

三十三、健　忘

（一）概说

健忘是因脑力衰弱，记忆力减退，遇事善忘的一种病证。其成因有神志过劳伤心，思虑伤脾，或肾精亏耗，导致心血失养所致。现代医学的神经衰弱可参考本证论治。但高年记忆力衰退，则多属生理性衰老变化。

（二）辨证要领

（1）健忘本于心气虚衰，但亦与脾肾精气不足密切相关，临床常与失眠并见，且多种疾病均能导致本证，故应结合其伴随症状辨治。

（2）本证与七情有关，如忧愁思虑过度，均可引起神气不敛，精神昏聩而遇事易遗忘。

（三）分型论治

1. 脾气亏耗

常见症状：健忘，神倦，腹胀嗳气，纳减便溏，面色黄白少荣，舌淡胖，脉细弱。

病机分析：脾气亏耗，中气不足，清阳不升，脑窍失养，故健忘。

治疗法则：益气养血，温中补脾。

处方举例：党参15克，白术12克，北芪20克，茯神12克，陈皮4克，炙甘草6克，当归8克，远志6克，益智仁8克。

2. 心气不足

常见症状：健忘，心悸怔忡，自汗气短，头晕胸闷，面色苍白，舌淡胖或瘀暗，脉细数或涩滞。

病机分析：心气虚弱，无力推动血行，气血不能上营，脑失滋荣，故健忘。

治疗法则：养心益气安神。

处方举例：麦冬10克，五味子8克，党参15克，茯神12克，炙甘草6克，益智仁8克，丹参12克，当归8克，桂枝12克，白芍12克，龙骨18克（先煎）。

3. 肾精亏耗

常见症状：健忘，眩晕耳鸣，腰酸腿软，或见遗精早泄，月经不调。面色㿠白，舌胖嫩，脉弱。

病机分析：肾精不足，脑窍失养，髓海空虚，脑髓亏少，故健忘。

治疗法则：补肾益精，生髓健脑。

处方举例：熟地黄15克，山萸肉10克，枸杞子12克，芡实15克，菟丝子15克，益智仁8克，淮牛膝12克，肉苁蓉12克，鹿角胶10克（烊冲）。

（四）诊治要诀

（1）健忘常与失眠并见，两者在病因证治方面有密切关系，治宜补养心、脾、肾为主。如大病后虚烦不寐，多属元气受伤，气血不足，宜养血安神，一般可用归脾汤。如心肾不交，心火偏旺，可用交泰丸。

（2）患者应注意参加体育锻炼，充实生活内涵，加强与外界的接触和交流，并注意精神及生活方面的调摄。

（五）备用成方

1. 定志丸（《千金方》）

主治：神志不足，惊悸健忘，语无伦次，喜笑发狂。

组成：石菖蒲，远志，茯神，人参，甘草。

按：一方有茯苓、白术、麦门冬。

2. 天王补心丹（《世医得效方》）

主治：思虑过度，心血不足，神志不宁，健忘，怔忡等证。

组成：生地黄，五味子，全当归，天门冬，麦门冬，人参，玄参，丹参，远志，桔梗，柏子仁，酸枣仁，白茯苓，朱砂（水飞）。

3. 孔圣枕中丹（《千金要方》）

功效主治：补心肾，治善忘失眠。

组成：龟板，龙骨，远志，九节菖蒲。

按：研末为丸。

三十四、癫　狂

（一）概说

癫狂是一种神志失常的疾病，多因过度喜、怒、忧、思等精神刺激所引致，素体心气不足或肝阳偏亢，痰火偏盛者易发本病。部分患者可有家族发病史，个别则有周期性发作，而春季常是发作的高峰期。

本病多与心、脾、肝、胆四经病变有关：心脾虚损，肝气郁结，痰涎沃心常为癫证病机；而狂证的病机则每为肝阳亢越，胆火内炽，炼液成痰，痰火蒙阻清窍。但狂证延久，火气渐熄而痰郁滞留，可变为癫；而癫证若再骤受剧烈精神刺激，肝阳激发胆火，痰火交炽，亦可变狂。

（二）辨证要领

《难经》称"重阳者狂，重阴者癫"，说明两者的病机及证候类型的不同。故临床首当辨明其痰气郁结或痰火上扰的不同病机。

（1）癫证常由过度忧伤思虑所致，以痰气郁结证候为常见，起病较缓，初起可见性格淡漠孤僻，精神抑郁，或呢喃独语不休，多无主动性伤人行为，故俗称"文痴"。狂则每因恼怒等剧烈精神刺激所诱发，以痰火上扰为主要病机，不仅语声高亢，力气倍异平常，詈骂不避亲疏，且常有主动伤人或破坏性行为，故俗称"武痴"，是为两证不同之处。

（2）癫狂初起，虽为实证，但癫证每因痰气郁结日久，心脾耗损，气血两衰而成虚中挟实；狂证亦可因痰火伤阴，心血内耗而成阴虚火旺，心神失养之证。两者一以伤阳为主，一以伤阴为主，辨治时当予注意。

（三）分型论治

1. 癫证

（1）痰气郁结。

常见症状：性情乖僻，喜怒无常，哭笑时作，言语无状，或表情淡漠，向隅不与人语，甚或饮食不思，茶饭俱废，舌苔薄白而滑，脉弦细兼滑。

病机分析：痰浊内聚，气机受遏阻而运行不畅，痰气互结，阻蔽心窍，心气郁结，神明昏乱而行为举止失常。本证常为抑郁症、妄想症等精神疾病的主要证候类型。

治疗法则：理气化痰，清心开窍。

处方举例：胆南星10克，天竺黄8克，法半夏10克，陈皮6克，茯苓15克，郁金8克，石菖蒲8克，香附8克，甘草3克，生姜3片。

加减法：痰浊较盛加川贝母6克，或加明雄黄1克（冲服）；气郁较甚加沉香3克（焗服）。

（2）痰迷心窍。

常见症状：神识痴呆，表情淡漠，怠惰嗜睡，动作迟钝，言辞错乱，喃喃自语，舌苔白腻，脉弦滑。

病机分析：痰浊壅盛，蒙阻心窍，心神蒙蔽而神志昏乱不清。本证亦常见于抑郁性精神病且病情较甚者。

治疗法则：化痰清心，开窍宁神。

处方举例：胆南星10克，天竺黄8克，茯神15克，法半夏12克，陈皮6克，枳实10克，石菖蒲8克，远志8克，郁金6克，兑生姜汁1茶匙，送服苏合香丸1粒，或白矾10克、郁金20克为末，每次冲服3克。

（3）心气亏虚。

常见症状：神思迷惘，梦寐不宁，多疑善惊，心悸乏力，肢体倦怠，面色苍白少华，舌质淡苔薄，脉虚弱。

病机分析：心气亏虚或心血衰少，神失所养，散缓不收，故神志失常而痴癫迷惘。本证常见于癫证日久，体质衰弱者。

治疗法则：补益气血，养心安神。

处方举例：炒枣仁15克，远志6克，龙眼肉12克，炙甘草8克，北芪20克，党参15克，茯神12克，木香6克，石菖蒲6克，磁石30克（先煎），朱砂0.6克（冲服）。

2. 狂证

（1）痰火扰心。

常见症状：起病常较急，骤见狂乱暴躁，或高声詈骂，言语善恶不避亲疏，或逾垣上屋，毁物伤人，不食不眠而气力逾于平常，面赤目红，舌质红，苔黄腻或黄燥，脉弦大滑数。

病机分析：心肝火旺，痰热内盛，蒙蔽心窍，扰动神明，神志昏聩而言行举止狂乱。本证常见于躁狂型精神病。

治疗法则：泻火涤痰，宁心安神。

处方举例：天冬10克，麦冬10克，连翘心8克，丹参15克，茯苓15克，胆南星8克，远志8克，钩藤15克（后下），大黄12克（后下），青礞石20克（先煎）。

加减法：心火亢盛加黄连6克；肝火盛加龙胆草8克。

（2）阳明实热。

常见症状：痰火扰心见证加上大便秘结，腹满痛拒按，舌苔黄厚焦燥，脉沉实甚或沉迟，搏指有力。

病机分析：阳明腑实，胃火炽盛，引动心火，心胃合邪，痰火上壅，激动心气，扰乱神明而发狂乱。本证亦常为躁狂型精神病的常见证候。

治疗法则：通下腑实，涤痰清心。

处方举例：大黄12克（后下），芒硝10克（冲兑），黄连6克，黄芩10克，枳实10克，青礞石20克（先煎），鲜竹沥30克（冲兑）。

加减法：心火较盛加水牛角30克（代犀角），腹胀拒按加厚朴12克。

（3）痰火伤阴。

常见症状：狂证日久，其势稍敛，发作时虽狂乱号叫，但不持久，止则烦躁多言，形体消瘦，面色黧黑，舌红瘦少苔，或薄苔斑驳，脉细数。

病机分析：狂证日久，痰火之势虽减，但阴分为其所伤，不能涵敛心神，故病势虽然稍衰，但仍神气散乱而昏狂未愈。本证常见于躁狂型精神病失治未愈而病程迁延者。

治疗法则：养阴安神，清心豁痰。

处方举例：茯神12克（朱砂拌），生枣仁12克，玄参15克，丹参15克，麦冬12克，小生地15克，莲子心6克，竹叶卷心8克，远志6克，磁石30克（先煎），龙齿20克（先煎）。

加减法：痰火仍较盛加天竺黄8克或鲜竹沥30克（兑冲）、黄连6克。

（四）诊治要诀

（1）癫狂的病机重点在痰、气、火，然有痰气与痰火之别，故临证须辨析清楚。

（2）治癫证，化痰须当理气，盖气顺则痰清，气郁则痰滞；治狂证，泻火尚须涤痰，盖痰浊不去，心窍仍受蒙蔽而神志难清。

（3）癫狂初起多实，久延则伤正而虚实夹杂。故初起宜消痰、理气、清火为主而配合安神开窍；而癫证痰气郁结日久，则每损及心气，故宜养心以安神，配合豁痰开窍之品；狂证日久痰火伤阴，则宜养阴以熄余焰，并结合清心化痰之品。

（4）癫证与脏躁有别，两者虽同为精神因素所诱发，但癫证病机在痰气郁结，脏躁病机在于脏阴不足，一虚一实，当予分别。

（5）热病中，阳明腑实证、热入心包证以及蓄血证，均有如狂或发狂之症，为一时性之神志失常，病因除去，则神志自清，与狂证不同，临证亦不可混同。

（五）备用成方

1. 顺气导痰汤（《类证治裁》）

主治：痰气郁结，可用于癫证。

组成：陈皮，半夏，茯苓，甘草，胆南星，枳实，木香，香附，生姜。

2. 白金丸（《医方集解》）

功效主治：化痰开窍，治癫狂痰火扰心。

组成：白矾，郁金，薄荷。

按：共为末，糊丸。

3. 苏合香丸（《太平惠民和剂局方》）

功效主治：理气开窍化痰。

组成：苏合香，丁香，沉香，乳香，安息香，青木香，麝香，檀香，冰片，犀角（用水牛角代替），白术，香附，荜拨，诃子。

按：朱砂为衣。

4. 礞石滚痰丸（《养生主论》）

主治：实热老痰，怪证百病。

组成：青礞石（芒硝同煅），沉香，大黄（酒蒸），黄芩，芒硝。

5. 养心汤（《证治准绳》）

主治：心虚血少，神志不宁，怔忡惊悸。

组成：炙甘草，炙黄芪，人参，茯神，茯苓，柏子仁，川芎，当归，半夏曲，酸枣仁，五味子，肉桂，远志。

6. 生铁落饮（《医学心悟》）

功效主治：平肝清心，泻火涤痰，治狂癫痰火盛。

组成：麦冬（去心），天冬（去心），川贝母，胆南星，橘红，远志，石菖蒲，连翘，茯苓，茯神，玄参，钩藤，丹参，辰砂，生铁落。

7. 二阴煎（《景岳全书》）

主治：心经火热伤阴。

组成：生地黄，麦冬，酸枣仁，生甘草，玄参，黄连，茯苓，木通，竹叶，灯芯草。

8. 安神定志丸（《医学心悟》）

功效主治：养心安神定志。

组成：茯苓，茯神，人参，远志，石菖蒲，龙齿。

三十五、痫　证

（一）概说

痫证，《黄帝内经》等古籍称为癫（巅）疾，后世为了与癫证（文痴）分别，称为痫证，又称癫痫，为一时性神志丧失，肢体运动失常的疾病。其发作以骤然昏仆，四肢搐搦，两眼直视上窜，泛吐涎沫，并发出猪羊样叫声为特征，发作过后，神志恢复，除觉疲倦外，一如常人。

本病可得自先天，亦可形成于后天。得自先天者，多因其母怀孕期间，调摄失宜，有所大惊猝恐，影响胎元；得自后天者，可因头部跌仆外伤，或因急慢惊风后，伤及肝脾肾，导致阴阳逆乱，风痰内扰，闭阻经络，影响神明而突然发作。因风有动静，痰有聚散，故发无定时，次数不等。

前人以其发作时号叫声响之不同分为五痫，实际上其病机不越风、痰二端，故五痫分证的临床意义不大。

（二）辨证要领

（1）本病发作时，常表现为风痰实证。发作过后，虽神情、体态可如常人，但每有脾肾亏虚病机和病候。

（2）本病初起可数月一发，进而一两月一发，甚则数日一发，以至一日数发。发病愈久则正气愈亏而发作次数愈频，持续时间亦愈长，终至有成癫痫持续状态而数日不解者。且病甚可因正气大亏，脾肾两虚，智力神志受影响而性情乖僻或成痴呆。

（3）先天因素引起者，多发自小儿，成年起病者，每有后天因素可究，详细了解既往病史，一部分患者可探得病因而争取彻底的病因治疗。

（4）痫证发作时虽与中风同样有骤然昏仆，不省人事的表现，但本病抽搐显著，抽搐时常伴有猪羊样吼声，苏醒后即如常人，并不留下口眼㖞斜等后遗症状，是其不同于中风之处。小儿患本病，初次发作每不易与惊风（惊厥）相鉴别。惊风常是小儿热病（感染性疾病），特别是中枢神经系统感染所出现的脑膜刺激征，或因骤受剧烈精神刺激所引起，常有明显病因可查；本病发作前一般难以找到明显诱因，且间歇性反复发作是本病特征，临证时须予以鉴别。

（5）发作前常有头痛、精神倦怠或烦躁、睡眠不安等前兆，是肝风内动，将欲作痫之征。过度劳累或精神异常刺激每为发病诱因，若能及时诊察，先作处理，则可避免发作。

（三）分型论治

1. 风痰壅阻

常见症状：发作前常觉头目眩晕，心神不宁，继则突然昏仆，不省人事，两眼上窜，牙关紧闭，面色苍白或青紫，四肢抽搐，口吐涎沫，持续一段时间后，发出尖锐而长的吼叫声，状如猪羊，并可伴二便失禁，然后抽搐停止，牙关放松，神志复苏。醒后头痛头晕，浑身酸软无力，未遗下其他症状。舌苔白滑黏腻，脉弦滑。临床以抽搐症状者剧烈突出为风痫；瞪目直视、痰鸣流涎明显者为痰痫；吐舌急叫、惊惕不安者为惊痫。

病机分析：风痰留积体内，成为宿疾病根，因遇外来刺激或体内环境失调，则原有风痰为其所激发，引动肝风，遏阻经络气血，蒙蔽心窍，故而出现抽搐痉挛、神识昏蒙等病候。

治疗法则：开窍涤痰，熄风定痫。

处方举例：石菖蒲10克，郁金10克，胆南星10克，川贝母6克，天麻8克，茯神12克，远志8克，钩藤15克，丹参12克，鲜竹沥30克（或天竺黄6克）。

加减法：风痫加全蝎5克、地龙10克、僵蚕6克；痰痫加法半夏12克、青礞石20克（先煎）；惊痫加辰砂末0.5克（冲）。

另：本证可用全蝎10克、蜈蚣20克、僵蚕15克、琥珀30克、朱砂10克、雄黄12克、郁金30克，共研细末，每次服1.5～2克，每日2次。

2. 心肾亏虚

常见症状：癫痫发作较久，正气日亏，平素神疲倦怠，发时神昏倒仆，四肢颤动，昏沉嗜睡；醒后精神委顿，头晕肢倦，腰酸，心悸怔忡，食少痰多，面色无华，甚则智力减退，言语迟钝，舌质胖淡有齿印，苔白腻，脉虚软或软滑。

病机分析：癫痫反复发作，损伤正气，心脾肾气均亏虚不足，脾虚则痰聚，肾虚则肝木失于涵敛而风气内动，心气虚神失所养，故风痰内动而癫痫时作时止。

治疗法则：培补心肾，健脾化痰。

处方举例：半夏10克，茯苓15克，橘红6克，党参15克，白术12克，炙甘草6克，巴戟天10克，石菖蒲8克，远志6克，黄芪20克。

加减法：痰涎较多酌加川贝母末3克（冲）；肝阳偏亢

时可加白芍15克、沙苑子12克。

3. 肝肾气血亏虚

常见症状：癫痫发作日久，平素不发作时亦因气血亏虚，肝肾不足而见倦怠乏力，短气神疲，面色㿠白，甚则中气下陷而脱肛滑遗。舌淡胖，苔白滑，脉细弱或虚弦。

病机分析：癫痫反复发作，每次发作均因肌体痉挛抽搐而对正气、阴精造成剧烈耗损，日久出现中气虚陷、肝肾精气亏耗病机和病态。

治疗法则：培补肝肾，补益中气。本法可作为癫痫发作日久，正气虚损时，于未发作时培补正气，减轻发作次数和强度之用。

处方举例：紫河车1具（焙），鹿角胶50克，山萸肉50克，潼蒺藜60克，枸杞子60克，淮山药100克，人参60克，北芪150克，白术60克，巴戟天60克，肉桂25克，沉香20克，熟地黄100克，上药共研细末，熟地黄煮烂，烊入鹿角胶，炼蜜为丸，每丸重3克，每次服1~2丸，每日2次。

（四）诊治要诀

（1）癫痫除出现持续状态外，一般均突然发作，不及用药，即已苏醒，故针刺是急救之最简易、及时方法，一般可刺内关（双）、合谷（双）、人中（平刺）或素髎等穴，常可控制发作，使患者苏醒。

（2）对有发作前兆者，应及时予以清心涤痰，熄风潜阳，以冀控制发作。

（3）发作前后以治痫为主，发作过后，则以培补为务，但发作前及发作后的治疗均应兼及清心豁痰。

（五）备用成方

1. 紫金锭（《片玉心书》）

功效主治：祛痰辟秽。可用于癫痫发作前后，有痰浊壅盛证候者。平时对痰浊较盛者亦可适量服用一段时间。

组成：麝香，朱砂，雄黄，山慈菇，续随子，五倍子，红芽大戟。

2. 柴胡加龙骨牡蛎汤（《伤寒论》）

功效主治：有平肝潜镇作用，可用于癫痫发作前后有肝阳偏亢见证者。

组成：柴胡，龙骨，牡蛎，黄芩，生姜，人参，桂枝，茯苓，半夏，大黄，铅丹，大枣。

3. 定痫丸（《医学心悟》）

功效主治：控制癫痫发作，适用于癫痫发作前后。

组成：天麻，川贝母，胆南星，半夏，陈皮，茯苓，茯神，丹参，麦冬，远志，全蝎，石菖蒲，僵蚕，琥珀，辰砂，甘草，灯芯草。

4. 六君子汤（《校注妇人良方》）

功效主治：健脾益气化痰，适用于痫证发作过后，平时有脾虚痰聚之证候者。

组成：陈皮，半夏，茯苓，甘草，党参，白术，生姜，大枣。

5. 河车大造丸（吴球方）

功效主治：大补真元，可作痫证患者平时补益精血，培补真元之用。

组成：紫河车，牛膝，苁蓉，生地黄，熟地黄，锁阳，当归，杜仲，黄柏（盐水炒），天门冬，五味子，枸杞子。

三十六、痿   证

（一）概说

痿证是指肢体筋脉弛缓，四肢痿软无力，或下肢不能行动而无疼痛，久则肌肉萎缩为主的病证。其致病之因为肺热伤津或脾胃虚弱，或肝肾亏虚，或湿热浸淫。因肺虚则高源化绝而津精枯涸，水涸则不能濡润筋骨，即所谓"肺热叶焦，则生痿躄"者；足太阴脾主肌肉、四肢，足阳明胃主受纳腐熟水谷，为脏腑经脉气血之海，且为宗筋之长，阳明虚则宗筋纵，宗筋纵则不能束筋骨以利关节；而肝藏血主筋，肾藏精主骨，精血亏耗，津液气血生化之源不足，则筋脉失于濡养而成痿。

（二）辨证要领

（1）痿证与痹证不同，痿证肢体关节痿软弛纵而无疼痛，痹证多伴有肢体关节拘急疼痛或肿胀、畸形等。

（2）本病病机在于筋脉肢体失于润养，故本质为虚，但急性起病者多因肺热伤津或湿热浸淫，故常为虚中挟实；而病程较长，病情发展较慢，则多属脾胃虚热或肝肾亏损，则均为虚证。

（3）本证既包括因久病，特别是热病迁延日久，津气亏虚而致的手足痿软无力，亦包括因肌肉神经疾病而致的进行性肌萎缩、肌无力，后者起病缓，病程长而难于治疗，预后较差，故须细心鉴别，必要时可结合西医检查以确定诊断。

（三）分型论治

1. 肺热叶焦，阴液亏耗

常见症状：起病较急，病见下肢痿软，不耐站立，甚则双手亦痿弱不能持物。心烦口渴，咽干，小便短赤，或见发热、咳嗽，舌红苔黄，脉细数。

病机分析：肺胃津液受邪热所灼伤，或脾肾阴精受较严重耗损，肺津枯少，肺阴虚弱，虚热内生，肺叶受灼而枯焦，不能输布津液精微以滋养肢体肌肤，故肢体软弱痿废。本证常见于热病后期邪热虽退，但热盛阴伤者，或其他疾病肺胃、脾肾津液受损较为严重者。

治疗法则：清肺润燥，养阴荣筋。

处方举例：沙参15克，麦冬12克，桑叶15克，杏仁10克，石膏20克，枇杷叶10克，阿胶10克（分2次烊服），甘草6克。

加减法：热较盛可重用石膏，并加入金银花12克、连翘12克；咳甚去桑叶，加桑白皮15克、川贝母6克；便秘加瓜蒌仁10克（打）、麻子仁15克（研泥）。

2. 湿热蕴阻，肢体失养

常见症状：肢体困重，下肢痿软，按之微肿或灼热，头晕身重，胸脘痞闷，小便赤涩热痛，苔黄腻，脉濡数。

病机分析：湿热困阻，脾肺阳气受遏，不能正常运化输布水谷精微以营养筋骨皮肉，故痿软乏力。本证多见于风湿性关节炎湿热证候较甚者。

治疗法则：清热利湿，舒筋通络。

处方举例：苍术8克，黄柏8克，防己12克，萆薢20克，木瓜12克，牛膝15克，桑枝18克，蚕沙8克，薏苡仁30克。

加减法：偏湿盛加茯苓15克、泽泻15克；兼见阴亏加龟板15克、石斛12克；瘀血阻络，下肢刺痛，脉涩加桃仁10克、红花6克、川牛膝15克。

3. 脾胃衰弱，中气亏虚

常见症状：肢体痿软弛纵，持物乏力，肌肉逐渐消瘦萎缩，面色少华或轻度浮肿，精神倦怠，食少便溏，舌淡少苔，脉细弱。

病机分析：脾胃虚弱，阳明经气衰败，不能长养肌肉，润养宗筋，宗筋失养则无力束骨而利机关，肌肉失养则痿废软弱。本证常见于重症肌无力患者。

治疗法则：健脾和胃，补中益气。

处方举例：黄芪30克，党参15克，白术15克，当归8克，陈皮6克，炙甘草6克，千年健30克，葛根12克，升麻3克，五加皮8克。

加减法：兼见肝肾虚加淫羊藿15克、肉苁蓉15克。

4. 肝肾怯弱，精气亏损

常见症状：起病呈进行性加甚，肢体软弱痿废逐渐加重，终至下肢痿躄不能站立，两手不能持握，腰酸耳鸣，遗精或小便失禁，头目昏眩，舌红少苔，脉细或数。

病机分析：病久肝肾虚损，精气亏耗，不能滋荣筋脉骨肉，肢体失养而萎废不用。本证亦常见于重症肌无力，且常为晚期阶段。

治疗法则：补益肝肾，填精生髓。

处方举例：黄狗胫骨（代虎骨，酥炙）30克，当归8克，熟地黄18克，党参15克，牛膝15克，杜仲12克，龟板12

克，菟丝子15克，乌梢蛇15克，熟附子6克，肉桂3克（焗服）。

加减法：可酌加鹿茸、杜仲、肉苁蓉等补肾益精之品。

（四）诊治要诀

（1）《素问·痿论》中有"治痿独取阳明"之说，这是由于肺之津液来源于脾胃；肝肾之精血，亦有赖脾胃不断补充，故临床采用补益后天脾胃，使气血生化之源足，筋骨肌肉得其濡养，有利于痿证之康复，从而达到治本的目的，具有一定临床意义。但应审因论治，不能单以"独取阳明"的法则治疗各种类型的痿证。

（2）本证治疗除内服药外，可配合针灸或推拿等综合疗法，并适当加强肢体活动，促进气血流畅，以提高疗效。

（3）痿证多虚，临床忌用辛燥及风药发散；后期宜结合养血、补肝肾、强筋骨之药，如补骨脂、虎骨（用黄狗骨代）、鹿茸、巴戟天、肉苁蓉等。

（五）备用成方

1. 清燥救肺汤（《医门法律》）

功效主治：清热润燥，益胃养肺，治肺热叶焦成痿。

组成：桑叶，石膏，杏仁，甘草，麦冬，人参，阿胶，黑芝麻，枇杷叶。

2. 益胃汤（《温病条辨》）

功效主治：益胃阴，润肺燥。治肺胃热盛，津亏阴伤而致痿者。

组成：沙参，麦冬，生地黄，玉竹，冰糖。

3. **加味四物汤**（《医学正传》）

主治：痿躄四肢软弱无力，痿废不举。

组成：川芎，当归，芍药，熟地黄，麦冬，人参，知母，杜仲，黄柏，苍术，黄连，牛膝，五味子。

4. **虎潜丸**（《丹溪心法》）

功效主治：两足痿弱软痛。有补益肝肾，强筋壮骨，滋阴降火的功效。

组成：黄柏，知母，陈皮，龟板，虎骨胫（用黄狗骨代），熟地黄，白芍，干姜，锁阳。

按：羊肉煮烂，捣和药末，作丸如梧桐子大。

5. **加味二妙散**（《丹溪心法》）

主治：湿热筋骨疼痛痿弱。

组成：苍术，黄柏，当归，牛膝，防己，草薢，龟板。

三十七、痹　　证

（一）概说

痹是闭阻不通。凡以肢体、筋骨、肌肉、关节等处酸楚麻木、拘急疼痛、顽麻重着，或关节肿大，活动障碍为主的病证，统称为痹证。其病因主要是由于营卫亏虚，腠理不密，风、寒、湿之邪乘虚侵袭人体，留滞经脉，气血凝涩，久而成痹。风、寒、湿三气多并合而至，但常有所偏胜，临床以风气偏胜为寒痹；寒气偏胜为痛痹；湿气偏胜为着痹。如久痹痰瘀留注骨节，关节肿大变形者为顽痹。现代医学所称的风湿性关节炎、类风湿性关节炎等病可参考本证辨证治疗。

（二）辨证要领

（1）首辨风、寒、湿三邪何者偏胜。风胜则疼痛游走无定；寒胜则疼痛剧烈；湿胜则重着顽麻。邪郁化热则关节红肿热痛，有偏于风湿热和寒热夹杂的不同，应加以细辨。

（2）本证常由于营卫之虚，与外邪结合，久而不去，故血脉凝泣，关节疼痛。既有虚证，亦有实证，一般外邪严重者为实证，气血内伤严重为虚证。

（3）痹证迁延不愈，可能波及脏腑，如出现心悸、短气、舌质青紫、脉象沉涩等症，为久痹入脏，伤及心阳，病情较重。

（4）痹证日久可致肌肉萎缩、关节强直、下肢痿弱，宜注意与痿证鉴别。风湿热痹，邪热留连，热势缠绵起伏，肢节疼痛若不明显，反见喘咳短气，浮肿等，易与他证混淆，亦当细辨。

（三）分型论治

1. 风寒湿痹

常见症状：关节酸痛，重着肿胀，屈伸不便，恶风寒，得热稍轻，舌苔白腻。风胜者，疼痛游走无定；寒胜者，疼痛较剧，痛有定处，甚则如锥刺刀割；湿胜者，沉重酸痛，重着不移，肌肤顽麻不仁。

病机分析："风寒湿三气杂至合而为痹"，感受风寒湿邪，三气杂合留着，痹阻营卫气机，气机不通，故为肢体痹痛。由于风气善行而动，故风邪偏胜者肿痛部位游走不定；

寒气收敛凝结，故寒邪偏胜者疼痛较剧而痛处固定；湿性黏滞重着，故痛处亦比较固定而沉重顽麻。

治疗法则：祛风散寒，利湿通络。

处方举例：防风6克，秦艽10克，羌活6克，威灵仙12克，姜黄8克，海桐皮12克，赤茯苓15克，甘草6克。

加减法：风邪偏胜加独活6克、海风藤12克；寒邪偏胜加制川乌6克、麻黄6克；湿邪偏胜加苍术8克、薏苡仁20克、五加皮8克。

2. 风湿热痹

常见症状：关节疼痛，红肿灼热，痛不可近，得冷则舒，关节活动不利，可涉及一个或多个关节，皮下或见结节或红斑，伴有发热、恶风、口渴、烦闷、便秘、尿黄等，舌质红苔黄燥，脉滑数。

病机分析：体质偏于阳盛或湿热者，感受风寒湿邪之后，或在痹证过程中，阳气为邪气遏阻，日久郁而化热，故痹而发热。本证常见于阳热体质者之风湿性关节炎、类风湿性关节炎急性发作期。

治疗法则：清热疏风胜湿。

处方举例：生石膏20克（先煎），桂枝10克，知母10克，黄柏8克，老桑枝25克，忍冬藤20克，赤芍12克，防己12克，蚕沙12克，地龙干8克，甘草6克。

加减法：高热不退加羚羊角骨10克（先煎）；日久湿热伤阴，低热缠绵，多汗，口干，舌绛，脉细数，去生石膏、桂枝、防己、黄柏，加生地黄15克、天冬12克、银柴胡10克、生鳖甲15克（先煎）；寒热夹杂去石膏，加制川乌6克、豨莶草12克、生姜3片。

3. 痰瘀顽痹

常见症状：关节肿大或变形，活动不利，以小关节为甚；强直疼痛，夜间尤甚，身体消瘦，四肢顽麻，举动困难，舌质紫，苔白腻，脉沉涩。

病机分析：痹证日久，正气亏虚，营卫运行迟滞，血瘀不行，痰浊内生，痰瘀结聚，阻滞经络，故关节肿胀变形而强直痹痛。本证常见于类风湿性关节炎、强直性脊柱炎，亦可见于其他类型的关节炎日久不愈者。

治疗法则：行气活血，化痰通络

处方举例：北芪18克，当归6克，白芍15克，川芎8克，地龙10克，制胆南星6克，炒白芥子6克，全蝎6克，乌梢蛇10克，制乳香4克，制没药4克。

加减法：腰腿酸软，肝肾虚加桑寄生15克、淫羊藿15克、杜仲12克、续断12克、淮牛膝15克；痰瘀胶结较甚加制川乌6克、姜黄6克。

（四）诊治要诀

（1）前人治痹证，行痹以疏风为主，佐以祛寒利湿，参以补血，所谓"治风先治血，血行风自灭"者；痛痹以祛寒为主，佐以疏风燥湿，参以温阳通络，所谓"热则流通，寒则凝塞""通则不痛，痛则不通"者；着痹以燥湿为主，佐以祛风散寒，参以补脾，所谓"土旺能胜湿，气足无顽麻"者。治疗时能辨清邪气之偏胜，并参考患者体质虚实，扶正祛邪，通经活络，行气祛瘀，则可获良效。

（2）风湿活动期，多痹热交作，此时可作热痹论治。如邪气内传脏腑，伤及心脏，可参考心悸、喘证治疗。

（3）痹证在引经用药上，一般上身关节痛，可选用羌活、桂枝、姜黄；腰脊、下肢关节痛，可选用独活、杜仲、桑寄生、续断等。藤类药物如石楠藤、海风藤、淮牛膝、钩藤、宽筋藤、络石藤等，有祛风通络作用；虫类药物如地龙、乌梢蛇、白花蛇、蜈蚣、全蝎等，善于入络搜邪；对于久痹，两者均可选用。

（4）痹证日久不愈，必然伤及营卫气血，心、肝、肾之阴亦多受损，故须注意扶正以祛邪，不宜专事攻逐，以免重伤正气。同时治疗过程中必须注意气候和居住环境的变化，预防因外界诱因的影响而使病情加重。

（5）视病情需要，可配合针灸、推拿、按摩、拔火罐、外敷、熏洗等法外治，以提高疗效。

（五）备用成方

1. 防风汤（《宣明论方》）

主治：行痹。

组成：防风，秦艽，当归，葛根，黄芩，麻黄，赤茯苓，杏仁，甘草，肉桂，生姜，大枣。

2. 乌头汤（《金匮要略》）

主治：痛痹、关节疼痛较甚者。

组成：乌头，麻黄，黄芪，芍药，甘草。

按：蜜同煎。

3. 薏苡仁汤（《类证治裁》）

主治：着痹、肢体关节重着顽麻。

组成：薏苡仁，苍术，麻黄，川芎，桂枝，羌活，独活，防风，当归，川乌，生姜，甘草。

4. 白虎加桂枝汤（《金匮要略》）

主治：热痹、关节灼热肿痛。

临证一得

组成：知母，石膏，桂枝，甘草，粳米。

5. 独活寄生汤（《千金要方》）

主治：痹证日久，肝肾不足，气血两虚。

组成：独活，桑寄生，杜仲，牛膝，细辛，秦艽，茯苓，肉桂心，防风，川芎，党参，甘草，当归，白芍，熟地黄。

6. 三痹汤（《妇人良方》）

主治：风寒湿气合而为痹，气血凝滞，手足拘挛。

组成：党参，白芍，茯苓，牛膝，生地黄，炙甘草，北芪，当归，杜仲，川芎，肉桂心，秦艽，独活，防风，细辛，续断，生姜。

三十八、脚　气

（一）概说

脚气，又名"软脚病"，以腿足软弱，行动不便，或肿重、麻木酸痛为其主症。一般分为干脚气及湿脚气两种类型，以足肿者为湿脚气，不肿者为干脚气。发病原因为感受阴寒水湿雨露之气，致湿邪袭于皮肉筋脉，壅遏气血，渐入脏腑；或因饮食失调，多食肥甘厚味，过嗜酒肉乳酪，损及脾胃，致脾胃运化失职，湿热中阻，下注肝肾而致。西医称本病为维生素B_1缺乏症，以前颇为常见，现代随着生活水平的提高，本病已经较为少见。

（二）辨证要领

（1）首辨干、湿脚气。湿脚气两胫肿大重着，其性偏寒；干脚气则足胫不肿，或呈枯瘦，其性偏热。

（2）注意脚气冲心之危象，凡见喘急，腹胀甚，呕吐剧烈，自汗等为脚气上攻，胸膈气机阻绝。

（三）分型论治

1. 湿脚气

常见症状：起病常较缓，下肢浮肿重痛，按之凹陷，渐见软弱麻木，自跗至膝往上蔓延，行动不便。甚则腹痛下利，胃纳不振，舌苔白腻，脉迟涩。

病机分析：湿邪滞阻，经脉气血不通，营卫不行，水湿滞留肌肤而为肿胀，由于湿性趋下，故以下肢足跗及足胫肿胀明显。本证常见于维生素B_1缺乏症。

治疗法则：调气利湿，通络舒筋。

处方举例：苏叶10克，木瓜10克，槟榔8克，吴茱萸6克，陈皮6克，防己12克，生姜3片。

加减法：寒湿盛加附子6克、沉香3克（焗）；兼夹风邪加羌活6克、防风6克。

2. 干脚气

常见症状：下肢软弱不能动，或顽麻酸痛，拘急，无浮肿，或日渐消瘦。胃纳不振，或伴干呕，大便秘结，小便热赤，舌质红，脉细数。

病机分析：素体阴虚燥热，感受风湿邪毒以后，湿从燥化，津血受伤而枯少，筋脉肌肤失养故不浮肿而萎弱无力。本证同样由于缺乏维生素B_1所致。

治疗法则：利湿清热，和营养血。

处方举例：当归8克，白芍12克，熟地黄12克，木瓜10克，川牛膝10克，鸡血藤18克，川芎6克，知母8克，薏苡仁20克。

加减法：大便秘结加草决明20克。

3. 脚气冲心

常见症状：不论干、湿脚气，均见胸闷，气促，心悸而烦，腹胀，甚则神昏谵语，或呕吐不止。干脚气冲心可见口渴，舌红干焦，脉细数；湿脚气冲心则口黏不渴，舌胖苔白滑，脉沉细。

病机分析：脚气日久，正气虚衰，邪毒内侵，遏阻脏腑气机，邪气犯心气则心悸心烦，甚则神昏；犯肺则胸闷气促，犯胃则腹胀呕吐，均是邪毒内攻，脏腑气机遏阻之危象。本证见于重度维生素B$_1$缺乏而累及心血管系统者（脚气性心脏病）。

治疗法则：①温通心肾，降逆化湿：适用于湿脚气冲心者。②清热解毒，凉血养心：适用于干脚气冲心者。

处方举例：①温通心肾，降逆化湿：熟附子8克，肉桂心3克（焗），法半夏10克，细辛5克，沉香3克（焗），党参12克，茯苓15克，吴茱萸5克，槟榔8克。

②清热解毒，凉血养心：水牛角30克（代犀角），麦冬10克，牛黄0.6克（分2次冲服），黄芩8克，苏叶8克，蒲黄6克。本证可加服牛黄清心丸或安宫牛黄丸。

（四）诊治要诀

（1）脚气病主症为两腿麻痹，常需与痹证和痿证相鉴别，本病两足软弱类痿证，但其病专在于脚，时发时止，而痿证则两足痿弱不复；而其顽麻酸痛则有类痹证，但痹证之痛处常游走无定，与本病之专在于足亦不同。

（2）本病如见胸胁满、喘急、腹胀日甚，为脚气冲心之征，属危象，宜及时处理。

（五）备用成方

1. 鸡鸣散（《类编朱氏集验方》）

主治：脚气疼痛、浮肿。

组成：槟榔，木瓜，紫苏叶，陈皮，吴茱萸，桔梗，生姜。

2. 防己饮（《丹溪心法》）

功效主治：行气化湿，舒筋通络，治湿脚气。

组成：白术，木通，防己，槟榔，川芎，甘草梢，犀角（以水牛角代替），苍术（盐水炒），黄柏（酒炒），生地黄（酒炒）。

3. 吴茱萸汤（《金匮翼》）

功效主治：温阳散寒，下气降浊，治湿脚气冲心。

组成：吴茱萸，木瓜，槟榔。

4. 犀角散（《太平圣惠方》）

功效主治：清热凉血，行气解毒，治干脚气冲心。

组成：犀角（用水牛角代替），枳壳（麸炒），沉香，紫苏，防风，木香，槟榔，麦冬，赤茯苓，杉木节，石膏，竹沥。

三十九、虫 证

（一）概说

虫证是指存在于人体内的各种寄生虫所引起的病证，以寄生于胃肠道者为多见。本证的发生，常是由于进食沾有虫卵的不洁食物，虫卵随食物进入胃肠；或由于进食未煮熟的肉类，内藏囊尾蚴，未经煮死，寄生肠内所致；亦有因为接触带有虫蚴的疫水而致者。祖国医学认为饮食不节、不洁或过食生冷，影响脾胃运化，造成湿热蕴结，是寄生虫生存繁殖的有利条件，因此视为虫证的主要病因。本篇讨论蛔虫、绦虫、蛲虫、钩虫等比较常见的寄生虫病的辨证论治。

（二）辨证要领

（1）虫证的共同证候有胃脘嘈杂，腹痛，时发时止，久则出现面色萎黄，消瘦等气血虚衰不足的病候。

（2）寄生虫卵进入人体后，是否发病及病情的轻重，常因感染虫卵的多少及人体正气的强弱而异。

（3）蛔虫寄生于小肠，因其有喜钻孔的习性，若窜入胆道，可引起胆道蛔虫病；如集结成团，阻塞肠道时，可引起肠梗阻；若逆行入胃，随胃气上逆，则可吐蛔。蛲虫寄生于大肠，本病因肛门奇痒，患者经常用手去搔痒，易反复感染。绦虫其成熟的体节不断脱落，随粪便排出，祖国医学所称"寸白虫"，是指被排出体外的绦虫体节而言。钩虫主要临床表现为贫血、虚弱及消化系统症状，儿童患者可因贫血、营养不良而影响发育，祖国医学又称之为"黄胖病"。

（三）分型论治

1. 蛔虫症

常见症状：绕脐腹痛，时作时止，或面黄形瘦，有时排出蛔虫，胃纳不振或嗜食无度，口流清涎，夜眠齘齿。蛔虫结聚成团，遏阻肠道气机，或者上窜胃脘，扰动胆胃气机，则腹痛剧烈。患者唇内常可见到粟粒状小点，或面部有白色虫斑，舌苔薄白，脉弦滑。

病机分析：蛔虫寄生肠间，遏阻肠胃气机，故脐腹疼痛而纳食不振，消化功能失常；蛔虫吞食水谷精微，气血生化乏源，故营养不良而面黄肌瘦。扰动胆胃气机，则上腹部疼痛剧烈。胃肠道因湿热或虚寒而环境改变，蛔不安生，则可经胃从口吐出。

治疗法则：驱虫消食导滞。

处方举例：使君子12克，生苦楝根皮10克，雷丸6克，槟榔8克，木香8克（后下），枳壳10克，大黄10克（后下）。

加减法：如上腹部疼痛剧烈，脉沉肢冷汗出，为蛔厥，可用乌梅丸加减，木香8克（后下）、郁金8克、玄胡索12克、乌梅10克、川椒6克、干姜6克、黄芩8克，水煎服；如苔黄脉数，为肝胆郁热，可加黄连6克、茵陈15克；大便干结为里实，可加大黄12克（后下）、枳实10克；身体虚弱者可加当归8克、党参15克。

2. 蛲虫症

常见症状：夜间肛门瘙痒，碍于睡眠，入睡后于肛门周

临证一得

围可见到乳白色小线虫爬动，粪便有时亦可发现小虫体。病者可有食欲不振，面色萎黄以至脱肛等脾胃气血虚弱病候，舌淡红，苔白，脉滑。

病机分析：蛲虫寄生直肠，夜间被窝温暖，则爬出体外产卵，肛门受其扰动，故瘙痒不适，影响肠胃消化吸收功能，故出现一系列脾胃气血虚衰病候。

治疗法则：驱虫消积。

处方举例：鹤虱8克，槟榔8克，百部10克，大黄10克，枳壳8克，南瓜子12克（打碎），生苦楝根皮12克。

加减法：如肛门奇痒，可外用洗方，百部30克，煎汤作保留灌肠，每日1次，连用5日；或用苦楝根皮30克，醋浸，洗擦肛周。

3. 绦虫症

常见症状：一般症状不明显，病久有面黄消瘦，头晕乏力，轻度腹胀腹痛，胃纳不振，大便可有浅黄白色绦虫体节片排出，舌淡红，苔白，脉弦滑。

病机分析：绦虫寄生肠间，窒阻肠胃气机，故可见腹胀腹痛，影响肠胃消化吸收功能并吸食饮食精微，使人营养缺乏，故见面黄肌瘦，头晕乏力等气血虚衰病候。

治疗法则：驱绦理气。

处方举例：生南瓜子仁60克，槟榔60克。

服用法：南瓜子炒熟去皮，捣碎，晨间空腹服下，1小时后再服槟榔煎剂，槟榔加水250克，煎1小时剩水一半左右，去渣顿服。服药后2小时可能腹泻排虫，如无腹泻，可再用芒硝8克冲服，小儿酌减。

4. 钩虫病

常见症状：接触带有微丝蚴的水土后，开始手足皮肤瘙痒，发丘疹或疱疹。久则腹痛不适，轻者头晕，倦怠乏力，可有腹泻，食欲减退，重者泛恶作呕，面色萎黄，肌肤轻度浮肿，或有喜食生米、泥土等嗜异癖；儿童受病常致生长发育及智力受影响，妇女可有经量减少甚至闭经等月经不调现象。

病机分析：钩虫寄生肠间，吸食胃肠所消化吸收的饮食精微，致病者脾胃虚弱，气血生化无源而虚衰故出现上述症状。

治疗法则：健脾化湿驱虫。

处方举例：苍术8克，厚朴8克，枳实6克，法半夏6克，陈皮4克，雷丸10克，使君子肉10克，贯众10克。

加减法：病程较久，脾胃气血亏虚者，可先用四君子汤、归脾汤等补健脾益气补血，而后驱虫，或驱虫与补益兼施。

（四）诊治要诀

（1）首辨病之新旧虚实。初病体实者，应以驱虫为主；若病久体虚，暂不宜驱虫者，当先调理脾胃，补益气血，然后驱虫，或驱虫与扶正并进。驱虫之时，多配以理气化湿，和胃消滞之品，如陈皮、木香、谷芽、山楂；驱虫之后，宜调养脾胃。

（2）对于虫证的诊断，除症状与体征外，还应做大便化验检查，以便确诊。

（3）蛲虫症除内服药外，可配合下方外治：①大蒜液灌肠：大蒜（大者1枚）捣烂取汁，加水至100毫升，加热浓缩至50毫升，每次10毫升，每晚保留灌肠，连续5日。②蛲虫栓：百部、鹤虱各15克，苦楝根皮30克，共研细末，做成栓剂，塞入肛门，每晚1栓，连续1周。

（4）虫症患者，宜注意个人卫生，不吃生蔬菜及未洗净瓜果、未煮熟肉类，饭前便后应洗手，以防止重复感染。对蛲虫患者，内衣裤应勤换，并采用蒸煮杀卵，勤晒被褥。

（5）现代西药驱虫药物效果可靠，毒副作用低，较之中药驱虫剂更有优势，可采用。但驱虫后用中医健脾和胃、补益气血方法调补，效果更佳。

（五）备用成方

1. 芜荑散（《医灯续焰》）

主治：虫积腹痛。

组成：芜荑，雷丸，干漆。

2. 化虫丸（《太平惠民和剂局方》）

主治：虫积腹热，呕吐清涎。

组成：鹤虱，胡粉（炒），槟榔，枯矾，苦楝根皮。

按：上药为末糊成丸。本方有胡粉，易致中毒，须慎用。

3. 追虫丸（《证治准绳》）

主治：一切虫积。

组成：黑头牵牛，槟榔，雷丸（醋炙），木香，绵茵陈，大皂角，苦楝根皮。

按：煎浓汁泛为丸，如绿豆大。

4. 乌梅丸（《伤寒论》）

主治：胃寒吐蛔，蛔厥等证。

组成：乌梅肉（醋浸），人参，炙黄柏，细辛，桂枝，炮附子，炒黄连，干姜，川椒（酒浸），当归。

四十、汗　　证

（一）概说

出汗是机体维持体液平衡，调节体温的生理活动，天热或剧烈活动则汗出，天冷或静息则汗敛，此为正常出汗。倘汗不当出而出，或出而过多，则属病态。

汗为体内津液，经阳气蒸化而排出于体外。故汗出过多既耗阴津，又损阳气，临床上必须通过药物治疗予以矫正。引起出汗失常的原因，概言之可分为外感和内伤两类。外感出汗，每为风、暑、湿、热之邪内迫而致津液外泄，邪退则汗止，故治疗当以祛邪为主，本篇不拟讨论。内伤之汗，或因阳虚卫气不固，或因阴虚不能内守，或为湿热内蕴而致。治疗当固表、养阴以止汗，或清热祛湿以止汗；汗出过多过久者，又当加固涩之剂以收敛外耗之汗。本篇主要讨论内伤汗证。

（二）辨证要领

（1）汗证有自汗、盗汗之分。醒时汗自溢出称自汗，多因卫阳虚，表气不固所致，亦有因湿热内蕴煎灼胃津而成者，未可概从虚论；盗汗多属阴虚或气阴两虚，临床须结合脉证辨析。

（2）盗汗患者，须注意有无晨间咳嗽、午后潮热、瘰疬等结核病症状。自汗患者，须注意有无颈瘿、凸眼、双手震颤等甲状腺功能亢进症状。

（3）热病后之自汗、盗汗，多属虚证，但当从脉证审察外邪是否已经退清。

（三）分型论治

1. 阳虚自汗

常见症状：汗出恶风，稍事活动或天热则汗出淋漓，气息喘促，平素肢倦恶寒，容易感冒，喜着厚衣或喜就暖处，大便时干时溏，舌淡白，脉浮缓虚弱。

病机分析：卫阳虚弱，不能固护体表，腠理疏松，汗孔失于正常开阖，故稍受刺激或劳累则汗出淋漓。本证常见于素体虚弱或病后自主神经功能紊乱患者，亦可见于阳虚型甲状腺功能亢进者。

治疗法则：益气固表止汗。

处方举例：黄芪20克，防风6克，白术10克，五味子6克，桂枝10克，白芍12克，麻黄根6克，糯稻根30克，甘草6克。

加减法：汗出过多加煅牡蛎20克（先煎）、煅龙骨20克（先煎）。

2. 阴虚盗汗

常见症状：睡时汗出而不自觉，汗味不咸，病者常形体消瘦，颜面潮红，自觉五心烦热，夜寐躁动多梦，舌红，脉细数。

病机分析：阴分亏耗，不能内守，虚阳亢张，逼津外泄，故为盗汗。因为病属阴分亏耗，故汗常出于睡眠时而醒后即止。本证常见于素体阴虚或热病后阴津未复而出现自主神经功能紊乱者，亦常见于结核病、甲状腺功能亢进属阴虚者。

治疗法则：养阴敛阳止汗。

处方举例：麦冬12克，五味子8克，山萸肉12克，淮山药18克，白芍12克，煅龙骨20克（先煎），麻黄根8克，浮小麦30克，糯稻根30克，炙甘草6克。

加减法：汗出过多加五倍子8克；气阴两虚加党参18克。

3. 湿热熏蒸

常见症状：多汗自汗，睡眠或天热时虽静坐亦汗自出，且以头面部汗出特多，汗味酸秽，口干苦，小溲短赤，大便或糜溏或干结，舌红苔腻根厚，脉濡数。

病机分析：湿热熏蒸，开疏汗孔，煎逼津液，故汗自出。本证亦多见于自主神经功能紊乱患者。

治疗法则：清热化湿止汗。

处方举例：麻黄根8克，黄芪15克，龙胆草8克，苍术6克，黄柏8克，蚕沙12克，甘草6克。

加减法：胃热较盛，头汗特多加黄连6克、芦根20克；下肢汗多加车前子12克、泽泻10克。

（四）诊治要诀

（1）汗为心液，阳虚自汗除因卫表不固外，亦每与心气不足或肺气虚弱有关；阴虚盗汗，则每为心肾阴虚。故治疗固表、益阴外，每须兼用养心之品，如桂枝、麦冬、浮小麦、五味子、柏子仁、龙眼肉之类。

（2）桂枝既有实表疏邪，调和营卫之效，且有通心阳、养心气之功，故阳虚自汗用之每多效，勿以麻黄汤中有桂枝，而误认纯为发汗之品而不敢用。

（3）热病后元气未复而余热不清，汗出心烦者，可用《伤寒论》中竹叶石膏汤以清余热，益气阴而止汗，未可早用收敛之剂。

（4）湿热自汗者，须以清热化湿为主，过用酸敛则湿热愈滞而汗愈不止。

（五）备用成方

1. 玉屏风散（《世医得效方》）

功效主治：益气固表，治阳虚自汗。

组成：黄芪，防风，白术。

2. 桂枝加龙骨牡蛎汤（《伤寒论》）

功效主治：调和营卫，镇静敛汗，治阳虚营卫不和自汗者。

组成：桂枝，白芍，甘草，生姜，大枣，龙骨，牡蛎。

3. 牡蛎散（《太平惠民和剂局方》）

功效主治：益气固表敛汗，治阳虚自汗。

组成：牡蛎（煅、研），黄芪，麻黄根，浮小麦。

4. 六味地黄丸（《小儿药证直诀》）

功效主治：补肾养阴，治阴虚盗汗。

组成：熟地黄，淮山药，山萸肉，泽泻，茯苓，牡丹皮。

按：本方加麦冬、五味子，名麦味地黄丸，养阴敛汗之力更强。

5. 柏子仁汤（《类证治裁》）

功效主治：益气养阴，治气阴两亏盗汗。

组成：柏子仁，人参，白术，半夏，五味子，牡蛎，麻黄根，麦麸，大枣。

6. 当归六黄汤（《兰室秘藏》）

功效主治：清热固表，滋阴养血，加燥湿化湿药可治湿热汗出。

组成：当归，黄芪，黄连，黄柏，黄芩，生地黄，熟地黄。

7. 竹叶石膏汤（《伤寒论》）

功效主治：清热益气养阴，治热病后余热未清，气阴两虚而自汗、盗汗者。

组成：竹叶，石膏，人参，麦冬，半夏，甘草，粳米。

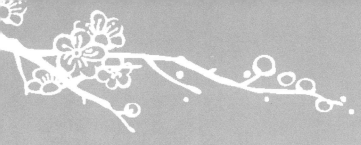

医

案

采

菁

一、暑温发痉

【病案】某年夏，余赴某地参加防治乙型脑炎工作，有何姓小孩，10岁，因高热、头痛、嗜睡3日于8月7日前来急诊。经西医检查，诊断为乙型脑炎（重型）。入院时，体温40.5℃，神志昏迷，偶发惊厥，呕吐两次，小便失禁。当晚抽搐频作，邀余会诊。病孩壮热烦躁，面目红赤，舌红苔黄，脉象洪数，询知大便3日未解，显是暑热内炽，其昏迷抽搐，颈项强硬，乃邪闭心包，厥阴风动之候，属气营两燔重症，拟用清气凉营，平肝熄风。处方：

水羚羊角钱半	生石膏一两	银花四钱
知母三钱	连翘三钱	芦根一两
玄参四钱	地龙干二钱	钩藤三钱

紫雪丹一支

止痉散（全蝎、蜈蚣等分）六分先用开水冲服。

次日，热势未减，昏迷仍深，抽搐频作，两眼窜动。西医拟用冬眠疗法，征余意见。余谓冬眠固可起镇静、保护作用，似嫌不能调动正气以抗邪，一经冬眠即难辨明用药，服药亦无法吸收，达不到中西医结合目的，可否仅用小剂量氯丙嗪制其抽搐，仍以中药为主。医同意，续进上方1剂。

按："医案采菁"中所载之用药剂量，即用市制"十六两"制标裁，为保持处方原貌，整理者没有按市制每钱约合公制3g进行转换。

8月9日，体温稍降至38.8℃，抽搐略减，但神识未清，颈项强硬，左侧上肢拘挛，痰声辘辘，排便一次，气味奇臭，小便赤涩，脉滑数，知其气营未清而痰热已盛，壅阻经络，已萌后遗症征象，前方加用天竺黄二钱，安宫牛黄丸1粒，清涤痰热，连用2日。

8月11日，热势起伏（38.2~39.5℃），热高时抽搐即作，昏迷未醒，偶见呻吟，痰声稍减，左上肢仍拘挛，面目仍红赤，脉滑数。处方：

水犀角一钱	生石膏两半	知母三钱
钩藤三钱	栀子三钱	黄芩三钱
郁金二钱	菖蒲二钱	瓜络三钱
生薏仁五钱	地龙干二钱	

另止痉散一钱，安宫牛黄丸1粒冲服，连服2日。

8月13日，体温降至正常，两眼能睁开，有时呆视，能自转身，抽搐不作，左侧拘挛较松，二便通畅，脉滑数略减。改投化痰宣窍，清络平肝3剂，以息余波。处方：

钩藤三钱	白芍三钱	菖蒲钱半
郁金二钱	生薏仁五钱	丝瓜络三钱
桑枝五钱	地龙干二钱	止痉散一钱

连服3日。

8月16日，无热，神清，对答如常，疲倦乏力，颈项柔软，左上肢活动自如，已无后遗症迹象，胃纳渐佳，微汗，舌净脉平。改用益气育阴，健脾扶正，以善其后。处方：

党参五钱	白术四钱	淮山四钱
石斛三钱	麦冬三钱	生地六钱
茯苓三钱	白芍三钱	苡仁五钱
炙甘草一钱		

223

连服3日，痊愈出院。

二、暑泻伤阴

【病案】陈某，男，6岁。暑月忽患发热腹痛，继而暴泻如注十多次，其父采番石榴叶一撮煎服，泻减而热更甚。次日，入当地卫生院住院治疗，诊断为急性肠炎。给予输液、氯霉素、链霉素治疗2日，腹泻次数减至每日两次，粪便稀而黏秽，其色如酱，腹胀，体温仍38.5℃，烦躁不安。某医疑其肠有坏死，意欲转院，父心急，要求中西合治，再予观察。适余因事至该院，乃邀会诊。病孩形神困倦，目眶深陷，皮肤干痒，烦躁口渴，小便赤涩，舌绛苔粗黄，脉细数，皆属伤阴重候。因思两日来连续输液，脱水本应料正，今伤阴如此，必是湿热郁伏过深，未获透泄，以致津气难复。要清利湿热则恐重伤其阴，要养阴生津则又碍于湿热，似有矛盾，但症急病重，法当邪正兼顾，双管齐下。处方：

鲜凤尾草二两　　　鲜车前草一两　　　金银花三钱

冬瓜皮一两　　　　滑石四钱　　　　　甘草一钱

作煎剂分服。另用大西瓜1个，捣汁配入蜜糖作饮料，任其索饮。病孩饮服瓜汁，如获甘露，未及黄昏，已被饮完。当晚酣睡不再躁扰。翌晨，排尿甚多，未解大便，腹胀减，热稍退。再服上方2剂，仍配饮料。再诊时，体温正常，大便2日来仅解一次，舌润滑，知其邪退阴复，改用参苓白术散调治善后。

三、疰夏（气阳不足）

【病案】某年夏月，某医院护士罗某，带其3岁男孩前来就诊。代诉：病孩发热已近1个月，开始以为一般感冒暑热，服用中药清热解暑数剂，汗出而热不退，体温起伏于38~40℃。经西医检查：心肺、肝脾无阳性征，血象、胸透、肝功能均正常，给一般退热剂、维生素、抗生素治疗，发热如故，又改服中药清热利湿药如石膏、知母、滑石、薏苡仁之类数剂无效，拖延至今。余见病孩形体瘦弱，面色淡白，舌淡少苔，脉虚无力，乃一派气阳不足之象。询知发热白天较高，夜晚稍轻，额热肢凉，热虽高而神志尚清，仅觉疲倦，口渴多饮，大便正常，小便频多，当非暑湿邪热无疑。根据病孩体质、脉证、病程，结合季节炎热特点，断其病属"疰夏"，乃体虚元阳不足，卫气调节失常所致，必须益气生津，温补元阳，使阴复而阳潜。处方：

党参三钱　　　石斛三钱　　　淮山四钱

熟地黄三钱　　五味六分　　　巴戟二钱

熟附子二钱　　生龙骨五钱　　桑螵蛸二钱

水煎，分服，每日1剂，连服3日。复诊，其母甚喜，谓服药后精神、食欲逐日见好，小便减少，口渴亦减，体温已降至37.5℃。前方加用益智仁二钱，莲肉四钱，续服3剂而愈。

按：疰夏一症，类于现称的夏季热，多因幼儿稚阴稚阳，不能适应炎热变化，是因虚致病，本非六淫外邪，自无攻邪之理，其义甚明。但因病初期，识别困难，有些确亦因感受暑热而引发的，可用清暑益气汤。如用药两三剂后，热仍不退，即不能一味攻邪，徒伤元气，亟应考虑扶正，或益气以生津，滋育其阴或培补脾肾，温壮其阳，或兼而用之，视病情需要而定，务使正气恢复，阴平阳秘，病自痊愈，本例治验，即秉此意。

四、久泻（2则）

【病案一】久泻（风木乘脾）

辛丑秋，某医院护士陈某，患腹泻5个月，每日泻下三至五次，服磺胺、氯霉素及健胃消化等药罔效。改服中药，先后用过健脾、燥湿、消导、理中等方剂，症未稍减，就诊于余。观患者虽泄泻日久，但形神不衰，面色略为苍白，舌苔薄腻。询知便前腹中胀痛雷鸣，泻后则舒，粪呈稀烂，带有气泡，时觉眩晕、泛酸，日食如常，能坚持工作。诊其脉，弦而缓，两关弦象尤显。因思久泻而不伤于形，纳食如故，断非脾土之虚，色苍脉弦，头眩泛酸。已证风木之横，木横则乘其所胜，迫及脾土，理甚昭然。经云："风气流行，脾土受邪，民病餐泄……肠鸣。"又云："春伤于风，邪气留连，乃为洞泄。"本证正因于此，遂拟痛泻要方加味，疏风泻木，兼益脾土。处方：

防风二钱	白芍三钱	煨葛三钱
香附二钱	白术四钱	木香钱半
陈皮一钱	青皮一钱	

连服3剂。复诊谓药后泻减，日仅两次，粪稍成形，无泛酸，腹痛，唯阳鸣，矢气多。按其脉已不甚弦，色亦黄，乃风势已敛，脾气渐和之象。前方加炙甘草钱半，和益中土，续服3剂而愈。夫见脾而治肝，乃正本清源之法，宜其收效之速也。

【病案二】久泻（命门火衰）

李某，男，40岁，潮安人。肾泄数年，兼有胃痛，西医诊断为十二指肠溃疡，合并钩虫感染。叠经驱虫，泄泻次数转多，胃痛发作亦频，诸药不应，来穗求医。住某院3个月，胃痛稍缓，腹泻依然。出院后，转至子处就医。患者面呈晦黑，虚浮不实，舌光剥无苔，中有裂痕，六脉微弱。据云每晨多被大便催醒，滑泄难禁，日间当解三次，粪色淡白不成形，胃脘隐隐疼痛，得食稍安，多食则胀，空腹辄呕出清水，腰肌酸楚，形寒怕冷。就诊时，适陈生在侧，着其试诊，断为脾胃虚寒，主用理中、建中之类。子曰：标则是矣，当推其本，以子之见，病属命门火衰，元阳式微。盖命火乃先天之元阳，此火一衰，即不足以运行三焦，腐熟水谷，温煦后天，所谓"火不生土"之象。火衰则寒气生，势所必然，其痛其泻，皆因寒起。故从补肾着眼，庶几近之。乃生恍然。为拟壮阳补火，处方：

熟附子三钱　　菟丝子四钱　　肉桂一钱

海螵蛸六钱　　益智仁三钱　　紫河车四钱

每日1剂，煎渣再饮。5剂后，病者喜形于色，谓药后丹田似有一股暖热，顿为舒服，大便已成形，食亦甘味，胃量日增，痛减大半。知其药已中鹄，以后复诊数次，仍按原方，或加吴茱萸，或加白术，或加熟地黄。治约1个月，颜面红润，肌肉丰满，体重陡增，脉渐有力，诸症若失。返乡前将前方配成丸剂续服。2个月后告知，已能参加劳动，挑上百斤。一载于兹，未闻复发。

夫"补火生土"，本乃常法，但此病经年屡治，医者未计及此，足见结合实际之难，深知治脏腑病者，苟忽略于内脏相关之理，离开整体辨证法则，不事穷源，不别标本，则不免流于"见症治症"之框框也，偶与陈生论及，相引为诫。

五、肝火灼肺（支气管扩张咯血）

【病案】吴某，男，46岁。1976年11月20日初诊。患慢性咳嗽已4年，经常干咳，轻重不定，偶咯灰白色块痰，因胸透只见肺门纹理稍粗，排除肺结核病变而未积极治疗。发病前半个月因操劳过度，烦躁失眠，咳嗽增剧，胸胁不舒，前天突然咯血数10毫升，血色鲜红，到医院急诊，注射止血剂、维生素C及内服镇静、止咳药，2日来仍续见咯血数次，前来求治。

患者体质尚好，面色略赤，两颧稍红，口苦而干，纳呆便秘，舌边红苔黄，脉弦数。诊断为支气管扩张咯血。辨证为肝火灼肺、肺阴受伤。以清肝、育阴、宁血为治则。处方：

桑叶三钱	蛤壳四钱	焦山栀三钱
生地四钱	天冬四钱	玄参四钱
仙鹤草五钱	茅根四钱	甘草钱半

服用3剂后，心烦口渴顿减，咯血亦止，大便通畅。原

方再服3剂，症状基本消失，改用沙参四钱、麦冬三钱、石斛三钱、孩儿参四钱等益气养阴药调理善后。

六、寒　痧

【病案】某年夏，度假乡曲，一天傍晚，方与某院闲谈，有邻村陈姓农妇，仓皇抱儿求为急诊。据述儿甫7岁，一向体健，日来偶见腹泻，因如常玩耍，未加介意，适才突发腹痛，泻出青白稀粪，旋即身面变青，昏倒在地，疑其中恶，急速抱来，哭问可救否？时患儿神识稍清，但目光无采，气息奄奄，颜面及全身均青紫而黑，四肢厥冷，尺泽间青筋隐约，舌润滑淡紫，脉微细如丝，一派寒逆之象。某医愕然，叩询对策。子曰：此寒痧也，得之过吃蔬菜不洁之物，太阴寒浊痧气冲逆攻心所致，殆即西医所谓肠源性紫绀症也。以脉证论，中毒甚深，幸汗脱未见，尚可望救，可急取食盐一撮捣细，揉擦两肘、两胁等处，擦至紫红斑现，宣透痧毒，可获轻解。擦已，儿果面色渐红，肢也回温。另疏四逆汤加味，温中回阳。处方：

附子二钱　　　　　干姜钱半　　厚朴六分
香附一钱（酒炒）　甘草六分

明晨复诊，诸症悉退，再予温中调理而愈。此后，某医一遇此症亦依上法救治，俱获良效。

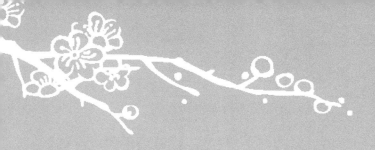

诊

余

医

话

一、中医辨证中若干辩证法思想

我国医学有数千年的历史，是我国劳动人民长期以来和疾病做斗争的经验总结和理论知识，它包含有朴素的唯物主义和辩证法思想，有效地指导了医疗实践，为我国民族的繁衍和人民保健事业做出了巨大的贡献。但应该指出，这种朴素的唯物辩证法思想，认识事物还不是完备的，不是自觉而是自发地运用。正如恩格斯指出："人们远在知道什么是辩证法之前，就已经按照辩证法来做论断了。"因此，古代的朴素的唯物辩证法和今天的科学的唯物辩证法是有区别的。本文根据自己学习《自然辩证法》的体会，从中医辨证论治的角度，粗略地介绍一下它的若干辩证法思想，不正确之处望批评指正。

（一）中医辨证中对立统一的思想

中医辨证是中医理论和临床结合的具体体现。中医理论中的阴阳学说体现了对立统一的思想。阴阳学说是我国古代产生的哲学思想。由于它承认世界是物质构成的，并且认为任何事物和现象都具有阴和阳的两种不同属性，这阴与阳两个方面既对立又统一，既相反又相成，共同组成一个事物的现象和整体，借以说明事物的运动和变化。

阴阳学说应用到医学领域中来，总结了劳动人民防病治病的实践经验，成为中医理论的一个组成部分。阴阳学说虽仍有一定的缺点，但还是包含丰富的唯物辩证法思想，它和儒生方士们所谈的阴阳学说有本质的不同，它能有效地指导临床实践，中医辨证就是阴阳学说的具体应用。

八纲辨证体现了阴阳学说的思想。八纲是中医分析归纳疾病的总纲。它把疾病的部位、性质、邪正盛衰和类别都分成既对立又统一的两部分，即表里、寒热、虚实、阴阳共四对。为我们临床观察、分析、辨别、认识疾病的证候作了高度的概括，为治疗提供了基本原则和依据。拿辨别证候的阴阳来说，中医很强调"善诊者，察色按脉，先别阴阳"。对疾病诊察，首先应判断是阴证或阳证。像外科的阳痈、阴疽，黄疸病应辨出是阴黄、阳黄，水肿病是阴水、阳水，虚损病是阴虚、阳虚，疾病的严重阶段最关键的是亡阴、亡阳、气脱、血脱等。将疾病的证候表现，分成矛盾对立的两大类别，并且根据阴阳学说的理论，可以了解矛盾对立双方，它们之间互相依存、相互消长、相互转化的规律，这对掌握疾病的发展和变化，预后的总趋势，决定治疗的总原则，都取到执简驭繁的作用。

六经辨证是中医治疗外感发热病的辨证方法之一。主要用于风寒邪气引起的发热病，它将疾病的演变过程，分为六类病证及发病过程的六个阶段，即太阳、阳明、少阳、太阴、少阴、厥阴，其中三阳病（太阳、少阳、阳明）多为实证、热证；三阴病多为虚证、寒证。这就将外感发热分成对立两方面病证，但矛盾的双方不是固定不变的。三阳病证，在一定条件下（如误下、误汗）可以发展转化为三阴证；三阴证经过一定条件也可以转化为三阳证（如厥阴病就是探讨寒热错杂、阴阳胜表的问题）。因此矛盾对立双方又是统一的。

脏腑辨证是内伤杂病常用的辨证方法。脏腑辨证是以脏腑学说的生理病理为基础的，脏腑学说本身就体现了阴阳对立统一思想。如五脏藏精气而不泻属于阴，六腑传化物而不藏属于阳，一藏一泻，一阴一阳，脏与腑相互配合，构成了人体的生命活动的主要器官。具体拿脾和胃来说，脾为阴脏，喜燥而恶湿，脾气以升为顺，主运化而为生化之源；胃为阳腑，喜润而恶燥，胃气以降为和，主受纳而为水谷之海。脾和胃一个喜燥，一个喜润，一个要升，一个要降，一个主运化，一个主受纳，虽然在生理功能是矛盾对立的，但又是统一的。胃能受纳腐熟脾才可运化，反而脾运化功能旺健则胃才能不断受纳，这样共同完成饮食物的消化和运输，成为人体"后天之本"。在辨证中我们掌握了脏腑矛盾对立统一的规律，就会灵活应用，方法多变，疗效会显著提高。临床上助消化药往往和健脾的药同用就是这个道理。其他像肾阴肾阳，肝阴肝阳，心阴心阳等都是从阴阳对立统一的思想，去认识脏与脏，脏与腑，内脏的功能与物质基础之间的相互依存、相互制约、相互转化的关系，为临床辨证开阔了思路（如交通心肾、滋阴潜阳等）。

祖国医学运用阴阳学说，在辨证中处处注意阴阳的对立统一，抓住主要矛盾，这是临床取得疗效显著的原因。我们必须指出，祖国医学应用阴阳学说去辨证，还有一定的局限性，因为阴阳学说本身比较抽象、笼统，尤其注重矛盾同一性，强调了阴阳调和、阴平阳秘、以平为期的观念，而没有突出事物在发展中的斗争性，没有看到阴阳平衡始终是相对的，不平衡才是绝对的，因此，它不能完全解释医学上的问题。

举例：呃逆为什么能止住？

李某，女，28岁。

患者因呃逆频繁发作已2个多月而入院。入院前曾在他院做过各种检查，排除溃疡、慢性胃炎等病，诊为"胃肠神经官能症"。入院后经3个多月治疗，因见呃逆频频，故诊为"胃气上逆"。先后用丁香柿蒂散加味以降胃止逆、调胃承气汤通里和胃，桂枝汤调和营卫或用瓜蒌薤白汤开胸通阳均罔效。住院已3个月余，大家都认为没什么办法解除患者痛苦，准备让患者出院。经患者要求，科内会诊，大家认真地进行调查分析，发现辨证时，没有抓住疾病的本质所致。因为患者呃逆多在饭后腹胀时为频，腹胀减轻则呃逆亦减少，甚至可停2小时以上，再结合其他三诊，患者面色苍黄少华，纳呆（每餐只吃一两饭），食后腹胀甚，四肢乏力沉重，舌淡苔白腻，脉濡缓。根据中医脏腑辨证，病在脾胃，脾不健运则饮食减少，食后腹胀，脾虚生湿则面色苍黄，四肢沉重，苔白腻。因此综观患者脉舌症，在于脾气不升无力健运，湿困中焦，致胃不收纳，胃气不降故上逆作呃，故辨为湿困中焦，胃气不降，治宜用平胃散加法半夏、茵陈、云苓、丁香等药，燥湿健脾，和胃降逆，服五剂后，腹胀消，呃逆自平，近半年痛苦解除，后以健脾益气法调理出院，追踪半年以上无复发。

本例呃逆为什么能很快止住？主要是掌握了脾胃一升一降的对立统一思想，由于脾气主升则可健运，胃气主降则能收纳。现患者脾虚健运不力，湿困中焦，致胃不收纳，胃气不降，只要抓住疾病的本质，健脾以祛湿。中焦得运，胃气自然可降。前面用药之所以无效，主要是只看现象，没有具体分析胃气上逆的原因造成的。这个例子体现了辨证时如何运用矛盾对立统一的思想，注意解决病理的矛盾现象，恢复生理的矛盾对立统一关系。

（二）中医辨证中普遍性与特殊性

中医辨证既注意疾病的普遍性，又注意疾病的特殊性。辨证的普遍性体现在异病同治上，辨证的特殊性体现在同病异治上。

辨证论治是中医诊疗学的特点之一，是祖国医学的精华，这一点是学过中医的人都清楚的。但是普遍感到中医辨证难掌握，如何具体运用异病同治、同病异治心中无数。这里的原因是多方面的，如对中医学的特点熟悉了没有？中医基本理论深刻领会了没有？理论与实践的关系处理好了没有？除此之外，对中医辨证的普遍矛盾和特殊矛盾有无注意它们的辨证关系亦很重要。矛盾普遍性存在于特殊性之中，只有认识矛盾的普遍性，才有矛盾的特殊性，也只有承认矛盾的特殊性，才能区别各个不同事物的特殊本质。中医辨证中异病同治的共性是什么？同病异治的个性又是什么？分别来探讨一下：

异病同治反映了矛盾的普遍性。异病指不同的病（西医的或是中医的病），或是同一种病的不同阶段，只要有相同的证候类型，就可以用相同的辨证方法进行辨证和治疗。这里面相同的证候类型和相同的辨证方法是不同疾病的共性。抓住了共性就抓住了矛盾的普遍性。要掌握证候类型的共性就要熟悉常用的几种辨证方法的特点和其相互关系，只有掌握了辨证方法的规律才能正确认识、分析疾病的证候。

中医辨证方法很多，主要有八纲辨证、脏腑辨证、卫气营血辨证，其他还有六经辨证、气血津液辨证、病因辨证等。

八纲辨证，是中医辨证的总纲，任何一种辨证方法，都离不开八纲辨证，因此应用最广。但是亦有不足之处，如辨证的部位不够具体，疾病的阶段性，疾病变化规律难以体现，所以还要和其他几个辨证方法配合使用，俾能相得益彰。除八纲外，中医由于对疾病的认识大致可分成外感发热病和内伤杂病两类，故此辨证方法亦可分成外感发热辨证和内伤杂病辨证。外感发热辨证，以卫气营血辨证为代表，有时亦结合六经辨证、三焦辨证、病因辨证等；内伤杂病辨证，以脏腑辨证为代表，有时亦结合气血津液辨证和病因辨证。我们熟悉了各种辨证方法的规律和特点，就能较好地辨别不同疾病临床出现的很多症状，找出共同的证候类型来，给予相同的治疗原则和方法。如春温、风温、湿温、秋燥，同是感受外邪而致发热病，尽管临床症状、病因性质、病机变化不同，但是都可用卫气营血辨证方法，去寻找共同的规律性，如在卫分，都可用解表，在气就可清气分热，到了营血就要清营凉血。

同病异治体现了矛盾的特殊性。它辨证地告诉人们，体质、年龄、性别、生活环境、四季气候不同，虽然同是一种病，或者是同一阶段，有不尽相同的证候表现，治疗中便要采用不同的方药。"离开了具体的分析，就不能认识任何矛盾的特殊性"，具体情况具体分析，这是马克思主义精髓和活的灵魂。中医辨证充分地体现了这一思想。

大家都知道，1955年河北省石家庄地区乙型脑炎流行，中医在新中国成立后第一次大规模地投入了防治队伍，用白虎汤治疗，取得很好的疗效。当时在该地区召开现场会议，对中医防治急性传染病做了肯定。1956年，北京地区又发生乙型脑炎流行，由于没有充分认识中医辨证的特点，照搬石家庄的经验，疗效不理想。后来通过总结经验，发现在辨证上只注意矛盾的普遍性，未注意矛盾的特殊性，对具体问题未作具体分析。经调查，发现北京时值雨季，气候多湿，当时乙型脑炎多偏湿重，而石家庄当时气候较干燥，虽然同是一个病，在同一阶段，由于外界环境影响，证候类型就有差异。后来治疗改用白虎加苍术，疗效又有显著的提高。

从上述例子说明，不同地区、不同环境对疾病的影响是要在辨证中注意的，不同的人同样有精神状态、饮食习惯、禀赋的不同，患病时虽然都是同样的病，辨证亦要仔细调查、分析，做出正确的判断，治疗效果就不一样。

唯物辩证法告诉我们：矛盾的普遍性和特殊性是互相联结的，它们相互依赖，相互制约，又相互转化。拿异病同治来说，不同的病只要证候相同，可以同样治法，但毕竟疾病不同有各自的特殊性，因此就要"同中有异"。例如溃疡病、慢性肠炎、慢性肝炎，都可能出现脾气虚弱的证型，故可采用四君子汤健脾益气治疗，这是异病同治。但是由于各种疾病的特性不一，治疗上对溃疡病还要注意制酸止痛，对慢性肠炎注意理气止泻，对慢性肝炎注意疏肝理气。又拿同病异治来说，尽管治疗方药不同，但毕竟是同一种病，总的原则是一致的，有它的普遍性，因此就要"异中有同"。如感冒虽然四季治法不同，但主要目的都是要解表祛邪。说明普遍性存在于特殊性之中，特殊性又是普遍性的体现，在一定范围的普遍性，而在另一场合变成特殊性，在一定场合的特殊性，又在另一范围内变为普遍性。

举例：结石是怎样排出来的？

胡某，男，8岁。

1971年6月11日，因尿频、尿急、遗尿一周多而入院。患孩素有遗尿史，近一周来见尿频、尿急，并无尿痛和发热，亦未见肉眼血尿，体检无明显体征，尿常规蛋白（＋）、RBC（＋＋）、WBC（＋），患孩3岁时曾肾性高血压做左肾摘除术。

入院后曾考虑泌尿系感染，用过八正散及清热利尿药，尿频、尿急不但不改善，遗尿反而更严重，又怀疑有结石之可能，两次照片均未发现不透X线结石影，改用西药抗生素之类，效果亦不明显，再转中医会诊。见患孩发育不良，体形消瘦，面色少华，头发不泽，四肢不温，舌淡苔薄脉细弱。考虑到患孩曾有左肾摘除史，又有遗尿史，结合现在病证，应属肾气不足。肾气虚则发育迟缓，头发不泽；脾肾阳虚则四肢不温，面色少华，脉沉，舌淡；肾阴虚，膀胱摄纳无权故尿频、尿急，常有遗尿，故用温补脾肾之法，投以缩泉丸加味（益智仁、台乌药、淮山药、芡实、仙茅、桑螵蛸），并加电兴奋疗法每日1次，药后遗尿、尿频、尿急现象逐步减少，一直用药2个月后，患孩尿出直径0.6～1cm结石1颗，此后尿频、尿急、遗尿现象顿失，而出院。

出院后1个月，患孩又出现上述症状，因出院证明记载曾有泌尿系结石史，因此又处方八正散等药，尿频、尿急、遗尿情况不得改善，反而加剧。患孩再来住院处诊治，经详细四诊，认为仍是肾虚，仍用缩泉丸加桑螵蛸、刺猬皮、金樱子、菟丝子、芡实等3剂后，又排出直径0.4～0.6cm结石2颗，尿频、尿急情况又除，之后又反复过一次，同样用本法解决。

本例从现代医学来说，是尿路结石所致，中医对尿路结石有丰富的经验，一般多用清热利尿通淋之品，效果甚好。这说明膀胱湿热，是矛盾的普遍性，但患孩做过肾摘除术，平素又多遗尿，肾气虚是为必然。初次入院，根据患者遗尿、尿频、尿急的主症，及其他四诊的材料，诊为脾肾阳虚，用温补脾肾之法，不但收效，而且排出结石，这结石排出似为偶然，第二次再用本法结石又出，已是必然的结果。因为患孩结石矛盾有其特殊性，就是肾气虚寒，愈用清利，正气越伤，排石当难排出，通过补肾健脾，正气得复，气机得畅，结石自出。这说明矛盾的普遍性存在于特殊性之中，特殊性又是普遍性的体现的辩证关系。

（三）中医辨证中的整体与局部观点

中医辨证是建立在整体观念基础上的，认为人体是一个统一的有机整体，这个整体以五脏为中心，配合六腑，通过经络与体表的器官组织发生密切联系。这种联系反映在脏与脏，脏与腑，腑与腑，脏腑与形体各器官组织之间的生理病理各方面。所以脏腑的功能失常，可以通过经络反映于体表；体表器官组织有病变，可以通过经络影响到所属脏腑，脏与脏之间，腑与腑之间也可以相互影响。因此在辨证时，可以通过观察外部的征象，了解内脏的寒热，气血的盛衰，以及邪正消长的情况。中医辨证，很注意在整体观点指导下，妥善处理局部与整体的关系。

中医认为局部的病变，就是整体病理变化在局部的反映。辨证时，往往从整体出发，调整全身脏腑功能的偏盛偏衰，增强机体的抗病能力，从而达到使局部病变消除的作用。如五官的疾病，皮肤毛发的疾病，多从脏腑气血进行论治，有时效果是很显著的，相信大家都有这方面体会。

局部的病变可以通过调节整体机能进行治疗，相反，整体的病变亦可通过作用于一定局部的药物经过经络的作用，达到治疗全身疾病的目的。如临床上常用的白芥子涂敷肺俞穴、膏肓穴治疗支气管哮喘，用胡椒贴大椎穴治疗疟疾，用毛茛敷内关穴治疗阳黄，还有用针麻、鼻针、耳针、头皮针、割脂疗法、挑痔疗法等，都是通过一定局部来调节人体脏腑气血。以上说明局部和整体的关系是辩证统一关系。任何局部的病变对全身机能都产生不同性质、不同程度的影响。但是更重要的是重视整体，要看到整体对局部病变的积极作用。上面谈到的作用于局部的药物和疗法，最大的突出优点，就是调动了人体的抗病积极因素，创造有利条件，促使某个脏器的功能向健康方面转化。

中医辨证不单重视人体内部是统一的有机整体，它的整体观念还体现在人与外界环境的统一性上。认为人体和外界环境是息息相关的，人之所以发生疾病，往往是人与外界环境的统一发生了不协调的关系，中医称之为邪气。"邪之所凑，其气必虚""正气存内，邪不可干"说明疾病的发生往往决定于人体的正气和致病的邪气两方面，我们治疗的手法尽管千变万化，不外于"扶正"与"祛邪"两法，其目的就是达到人体内外环境的协调统一，这亦充分体现了中医的整体观念。

中医辨证强调整体观念，不等于忽视局部的治疗，如中医在论治中注意药物归经，注意引经药，还有很多局部应用剂型如外洗、外熏、外敷、外烫、外搽、外导、结扎等。总之，中医辨证强调整体，把局部看作整体的一部分，正是中医整体观念，扩大了中医辨证的思路，使祖国医学有丰富多彩的治疗方法，是一个伟大宝库。

"事物都是一分为二的"，由于中医受社会历史条件的局限，中医辨证的理论较抽象笼统，因此辨证的针对性还不够强，如对局部病变过程，损害程度，对全身影响关系，还有待于提高。因此，如何把辨证与辨病有机地结合，正确处理局部与整体的辩证关系，就要用唯物辩证法去指导医疗实践，才能克服和避免唯心论形而上学的影响，正确处理中医和西医的关系，促进中西医结合，为创造我国统一的新医学、新药学做出应有的贡献。

二、中医辨证论治的几点体会

辨证论治是中医认识疾病和治疗的基本方法。辨证是辨别疾病所反映的证候，论治是根据辨证的结果来确定治疗的方针和方法。辨证是从感性认识到理性认识的阶段，论治是由精神到物质的阶段。辨证论治是否正确，是否符合疾病的客观规律，就要通过实践的检验，看看治疗效果。一般来说，辨证论治正确，疗效就明显，辨证论治不正确，效果就不好。在复诊时就得进一步调查研究，分析病情，重新修改治疗方药。所以辨证论治是中医临床看病的过程，也是认识疾病思维方法的过程。这个过程贯穿着中医理、法、方、药的整个体系，因此，它也是中医学术的中心内容。要学好中医，搞中西医结合，创造我国的新医学，就必须吸取中医辨证论治的精华，在反复实践中不断加以总结提高。

辨证论治涉及的范围很广，这里仅就临床上怎样运用中医辨证论治的方法提出几点体会，供读者参考，错误之处，请批评指正。

（一）辨证必须与辨病相结合

中医所谓"证"，是指疾病的证候，证候是由几个症状综合构成的，是人体得病后邪正斗争的病理表现。在一个疾病的过程中，不同阶段可以反映不同证候。同一种疾病，可因年龄、体质、气候、环境、诱发因素等不同条件而出现不同证候。辨证论治就是根据不同证候而给予不同的治疗。例如同是脑炎，可表现很多不同证候类型。有的偏热，有的偏湿，有的湿热并重；病程中有邪盛气分，有卫气同病，有气营同病，有挟风、挟痰等，变化多端，表现不一。临床辨证就要随机应变，因证异治，才能提高疗效。另外，在多种不同的疾病中，如果出现共同的证候，可采用同一方法去解决，如流行性感冒、乙型脑炎、钩端螺旋体病甚至外科的疔疮肿疡等病是截然不同的急性热病，如出现高热、头痛、口渴、舌红苔黄、脉数有力等实热证候时，都可采用清热泻火或清热解毒的方法治疗。这是疾病在某一阶段所表现的共性，抓住这一共性，可收到"异病同治"的好处。这是中医辨证论治的一个特点。当然，各种疾病各有它的特殊规律，从致病原因、临床转变到预后转归，各有不同，必须从同中求异，辨证论治才有预见性。特别是传染性疾病的防治，更需要有明确的诊断，才能够及时采取措施，控制传播。因此，我们认为中医的辨证论治必须与西医的辨病相结合，既可以丰富中医的辨证内容，也可以补充西医诊断的不足。从某种意义上说，辨证与辨病是认识疾病的两个侧面，或说是纵横面，单纯强调某一方面都是片面的。

（二）要全面结合四诊

望、闻、问、切是中医临床了解病情、搜集材料的主要手段，它是辨证论治的第一步工作。

当身体发生病变时，由于病因刺激的不同，正气抗邪能力的强弱，反映出各式各样的症状，患者的体温、神色、形态、语言、呼吸、饮食、舌苔、脉搏、排泄物等，可能某些方面出现异常，医生可以通过四诊有目的、有重点地搜集这些材料，为辨证论治提供依据。望、闻、问、切虽然各有其独特的临床意义，但它的运用却是整体性，是互相联系，互相佐证的。单凭一两种诊法很难了解疾病的全貌，更难认识疾病的本质。例如患者发热，面色潮红，气息粗促，表现为热证的现象，如果不加切脉，即用寒凉、泻下的方药，很容易发生偏差，若脉象是数而有力的，是实热证候，总算对症；若脉沉细无力，似有似无，或浮大而空，那是真寒假热，误用寒凉泻下就危险了。因此，要正确地辨证论治，必须学会全面运用四诊，全面地看问题，做好临床第一步工作。

（三）要掌握基本理法

祖国医学对疾病的辨证论治，经过长期的医疗实践，已总结了很多宝贵的经验和理论，一直有效地指导中医临床。如八纲辨证、六经辨证、卫气营血辨证、三焦辨证、脏腑气血辨证等，这些理法必须很好地掌握和运用。

八纲辨证是分析、归纳疾病的大纲。它是把临床上错综复杂的症状条理化，归纳为表里、寒热、虚实、阴阳等八个辨证纲领。疾病虽然变化多端，总离不开八纲的范围，运用这种辨证方法，可以概括地分析疾病的总趋向。

六经辨证是外感疾病发展过程中不同阶段的六种证候分类方法，借用太阳、少阳、阳明、太阴、少阴、厥阴等六经作为辨证纲领。凡疾病呈亢奋现象的列为三阳经，呈衰退现象的列为三阴经。这些经脉由于在体内联系所属的脏腑，病变时也影响脏腑出现病变。故六经的辨证方法，不仅适用于外感疾病，许多内伤杂病也被引用。

卫气营血辨证是在六经辨证基础上发展起来的另一种辨证纲领。它把温热病发展过程划分为卫、气、营、血四个阶段，借以标志病变过程的轻重深浅及传变情况。目前中医临床治疗急性热病大都采用这种方法辨证论治，被认为较切合实际。

三焦辨证是借三焦部位概念来概括温热病自上而下传变过程三个阶段的证候类型。根据这种证型来识别病变所在和病势轻重深浅。它虽然和卫气营血辨证纵横的角度不同，但实质基本还是一致的。

脏腑气血辨证是以脏腑生理病理为依据。再结合八纲进行分析归纳的一种辨证方法。它主要用于辨别内脏气血偏盛偏衰和寒热虚实，为内伤杂病辨证论治最基本的方法。

以上这些辨证方法，都是从不同角度总结疾病的一般规律，临床应用时，可根据疾病的具体情况互相引证，互相补充。一般来说，外感发热病可以卫气营血辨证为主，内伤杂病则以脏腑气血辨证为主，抓住主要纲领，再参考其他辨证，就可以比较全面。

（四）要针对主症，全面分析

疾病的发生，有比较单纯的，有比较复杂的。在一系列证候表现中，总有主症和兼症，临床必须从主症入手，把其他症状联系起来，运用四诊八纲及辨证理法进行细致的分析，辨证它的病因、病位和病性，经过归纳，求出证候实质，治疗才有的放矢，击中要害。举头痛做主症为例：首先要看有无恶寒发热的兼症，有寒热兼症的多属外感，无寒热兼症而有脏腑气血或痰食兼症的多属内伤。但是，仅辨明外感头痛还是失之笼统，还要辨明病因。若头痛而眩，微汗畏风的属风邪；绌急而痛，无汗恶寒的属寒邪；面赤壮热，烦渴多汗，又值夏季的属暑邪；头重如裹，身热不扬，四肢酸倦的属湿邪；痛不敢动，面目红赤，口臭便秘的属火邪。再结合脉象、舌苔加以佐证，就更明确了。如果是两种以上兼杂的邪气，可按病因特点结合类推，便可求出是风寒头痛还是风热头痛而决定采用祛风散寒或疏风清热了。当发现患者头痛比较固定在某一部位，还得辨别是"邪犯何经"。在前为阳明，在后为太阳，两侧为少阳。那么，如果是风热头痛而痛在两侧的，就可判断为"少阳风热头痛"，再结合有口苦、耳鸣、耳聋等少阳见证，辨证就更无疑义，给予疏风泄热，清解少阳，便很恰当。这样抓住主症，步步深入，进行细致的全面分析。内伤头痛的辨证也是如此。头为诸阳之会，精神所藏，五脏六腑的气血皆上注头面而走空窍，脏腑气血虚实的变化，必然影响于头面出现疼痛。若痛而心悸多惊，虚烦失眠，遗精健忘，劳神痛作，脉象又是虚弱或细数无力的，属心肾两虚（多见于神经衰弱、贫血）；疼痛阵作，伴有眩晕，面苍胁痛，急躁易怒，脉象弦急的，属肝气郁结；面赤心烦，耳鸣口苦，为肝阳、肝火；伴有肌麻震颤为肝阳化风（这些多见于高血压、神经官能症）；痛如锥刺，白睛有红筋，舌瘀龈紫，脉弦或涩的，属瘀血（可见于脑震荡后遗症、结核性脑膜炎后遗症、神经官能症或某些脑外科疾病）。

此外，还有食伤、痰浊等病因的头痛，总有兼症可寻，不再赘述。

除了病因、脏腑见证之外，辨别疼痛性质也有重要临床意义。如暴痛多实，久痛多虚，拒按多实，喜按多虚，晨痛多气虚，夜痛多血虚，喜温多虚痛，喜冷多热痛等，在辨别时均可参考。

从头痛的例子，体会到抓住主症之后，要进行辨证，必须通过四诊详细掌握病情，并熟悉病因、病位、病性的各种辨证内容，把兼证、佐证综合起来，加以认真分析，才能得到比较符合疾病客观实际的认识。

（五）要辨明病机，注意传变

病机是病理变化的关键。辨证是为了找出这个关键，论治是为了解决这个关键。临床如果单从西医诊断的概念找寻中医治疗方法，没有按照中医辨证理法辨明病机，往往会感到无所适从。例如原发性高血压病，如果一味寻求降压药，非但不能得到满意效果，有的反会起到坏作用。一般所知，钩藤、石决明、牛膝、黄芩、栀子、夏枯草、菊花、蒺藜这类清热平肝药物均有降压作用。但是不是所有高血压病都是肝阳、肝火呢？当然不是，有的可能属肾阴虚，有的可能属肾阳虚，有的可能阴阳两虚，有的则表现中气不足。试想中气不足和阴阳两虚的患者服用上述的苦寒清热药会出现什么结果呢？恐怕血压未降而元气已大伤了。

临床中有时选用附子、巴戟天、山萸肉、鹿角霜、杜仲、菟丝子、淫羊藿、仙茅、北芪、党参等温补药治疗肾虚型高血压病，血压同样下降，而且全身情况很快改善。可见清热平肝药可以降压，温补滋肾药亦可以降压，就是按不同质的矛盾采用不同质的方法去解决。要识别不同质的矛盾，就需要辨明病机，而不是见症治症了。

在抓住病机治疗的同时，必须注意到病机的相互关系及其传变情况。因为病机并不是孤立存在和一成不变的，而是在整体功能的支配下与周围脏腑生理病理互相联结、互相影响的。举肝病来说，根据中医内脏相关的理论，肝有病可以传脾，辨证论治时就应注意这一关系。在疏肝治肝的同时，要注意治脾实脾，否则辨证论治就趋于被动地位。不少慢性腹泻病例，开始是由于肝气失调，逐渐影响到肝脾不和，如果仅从脾胃治疗，往往不能显效或容易复发，能调肝结合健脾则疗效显著，就是掌握到病机的相互关系。

疾病的过程，随着病因性质、正气强弱、治疗经过等条件而不断转化，或则好转痊愈，或则迁延恶化，辨证就要掌握病机的阴阳转化。例如急性黄疸型传染性肝炎，开始是中焦湿热的阳黄证候，用茵陈蒿汤清热利湿是恰当的，但有些患者体质较弱，多服几剂苦寒药，体温是降下来，胃口反而不好，苔黄腻而舌质淡，脉亦变得细弱，小便多而黄疸不退。这种情况已反映疾病是邪从阴化，热从寒化，如继续使用苦寒利湿，就会伤害阳气，转成阴黄，恢复就慢了。应改为温化利湿方法，如胃苓汤加茵陈，或茵陈四逆、茵陈理中一类方剂。特别是一些急症病机，阴阳转化很快，如急性胃肠炎出现亡阴证候，尚不及早益气育阴，很快可以转化为亡阳，病情就更加危重了。

以上这些例子，说明辨证论治必须辨明疾病的病机及它的相互关系，从而判断病势的传变归转，才能做到主动灵活。

（六）要分清标本缓急，邪正虚实

辨证论治除了注意上述几点外，还应分清疾病的标本缓急和邪正虚实的情况，才能确定治疗的先后步骤。

标本有多方面的意义。就疾病本身来说，病因为本，邪气为标。标和本的关系中，有主要矛盾和次要矛盾，辨证论治时抓住了主要矛盾，次要矛盾就迎刃而解。在一般情况下，"本"是主要矛盾，"标"是次要矛盾。上面所谈的"针对主症""辨明病机"都是抓主要矛盾，即所谓"治病必求本"的精神。这里再举脾虚腹胀的例子来说吧。脾虚是病因，属本，腹胀是症状，属标，辨明脾虚而使用补脾健脾，脾气健旺则运化正常，腹胀自然消失，这就是治本的办法。但是，腹胀如果严重，连饮食都受影响，这时的"标"已上升为主要矛盾，急需采取消导、泻下等方法消除腹胀，然后才可能考虑第二步的健脾补脾。另一种标本情况，如原有胃痛，再加感冒，两种不同的病夹杂着，原有的旧病胃痛属本，新病感冒属标。处理这类标本，应根据病情的轻重缓急来区分矛盾的主要和次要。急重的是主要矛盾，轻缓的是次要矛盾。亦可以说：本急于标，治当从本；标急于本，应治其标；标本俱急，标本同治。

疾病无非是人体正气与邪气斗争的反映。辨证论治随时掌握邪正力量的对比，即掌握邪正虚实的变化，才能取得主动权。什么叫作邪正虚实？《黄帝内经》概括为两句话："邪气盛则实，精气夺则虚。"辨明邪正虚实的情况，就可以确定要补虚还是泻实，要攻邪还是扶正。特别是一些慢性顽固性疾病，更要注意这一点。前人总结了几条经验，指出：未虚，急在邪气（祛邪为主）；多虚，急在正气（扶正为主）；微实微虚，虚实兼顾；大实大虚，应救其虚。这说明邪正的斗争，矛盾的主要方面是正气。这些经验，都很值得我们辨证论治时借鉴的。

三、温热病辨证论治纲要——卫气营血

中医对外感发热性疾病的辨证论治，主要有三种方法。一是六经辨证，二是卫气营血辨证，三是三焦辨证。六经辨证侧重寒邪，长于寒化证候；卫气营血辨证和三焦辨证侧重温邪，长于热化证候。目前临床上治疗急性热病，大都以卫气营血辨证为主，但三者之间都有联系，又有其共同点，可以互相参照。同时，还必须与八纲辨证、脏腑辨证等结合起来，才能较全面地分析疾病情况。

什么叫作温热病？温热病就是感受六淫外邪或瘟疫疠气而发生急性热病的总称。也包括一些急性化脓性感染的疾病在内。其发病特点一开始易出现热、渴、烦、汗等温热证候，易于化燥、化火、化风，易于伤耗津液，易于发生神昏痉厥。与伤寒有所区别，故称为温热病。由于病因、季节、流行情况、临床表现等的不同，温热病分为风温、春温、暑温、湿温、伏暑、秋燥、冬温、温毒、温疫、温疟等多种。风温与冬温虽然发病季节不同，但均是温邪犯肺，传变基本一致的病证，相当于上呼吸道感染、急性支气管炎、感冒、流行性感冒一类，有时亦夹杂一些轻型流行性脑炎。春温与伏暑均是发病时表证不明显，很快即见内热伤阴症状，如烦渴、舌赤、尿赤，或出现痧疹等，病情比较重笃，认为这是一种伏气温病，与新感温病不同。发于春季的叫春温，发于秋季的叫伏暑。暑温、湿温、秋燥均有明显的季节性。暑温发于盛暑炎热的季节，发病急骤，具暑热证候的特点。湿温多见于长夏六月，湿热同邪，发病稍缓，病势缠绵，重心在中焦脾胃。秋燥则发生于夏天亢旱季节，有凉燥、温燥之分。燥气通于肺，故病变开始多突出气管、咽喉等肺经局部津液干燥症状，较少逆传病变。至于温疫、温毒则不限于季节。温疫是"温邪挟疠"，即温热病中带有较强烈的传染性和流行性一类疾病的统称。温毒是"诸温挟毒"，以头面、咽喉肿痛或出血性斑疹为特征的一类疾病。如大头瘟、喉痈、喉蛾、痄腮、丹痧烂喉等。

上述这些，是温热病一个大概的轮廓。虽然某一种病各有它的特点，但在病变过程的某一阶段却有它的共同点。前人从长期的实践中，总结温热病的传变过程分为卫、气、营、血四个阶段。掌握这四个阶段的特征进行辨证论治，不但可以识别病势的深浅轻重和传变顺逆，为立法处方提供依据，在不同疾病中，往往也能收到异病同治的效果。

卫气营血的理论是从生理上营卫、气血引申出来的。卫是水谷之悍气，营是血中之气。借此作人身气血对抗外邪的四道防线。《温热论》说："卫之后方言气，营之后方言血。在卫汗之可也；到气才可清气；入营犹可透热转气；入血就恐耗血、动血，直须凉血、散血。"这段话概括了卫气营血深浅四个阶段及其治疗原则。

"卫"是一身的外卫，属于表层，包括皮肤肌表。人身的卫气，有调节体温、抵抗外邪的功能，这种卫外调节机能一旦受邪气破坏，邪气侵入卫分，就会出现表证。肺合皮毛，故亦常见肺经症状，是温热病的初感阶段，这阶段的主要特征为发热、恶风寒，故又称为恶风期。

　　"气"是卫分病深入一层，在表的邪气郁而未解，化热入里，进入气分。气分以中焦阳明为主。阳明多气多血，此时邪正相争趋于高峰，邪正俱盛，表现实热证候，以但热不恶寒反恶热为特征，是温热病的入里化热阶段，又称为化热期。

　　"营"是属于内围防线。营气通于心。病至营分，显示正不胜邪，邪气内陷，威胁心包，影响神志，是温热病的内陷阶段。如邪热积留气分较久，津液大量消耗，一入营分，再灼营阴，便呈伤阴证候，故又称为伤阴期。

　　"血"是最深入的一道防线。从内脏来说，已涉及心、肝、肾的病变，是温热病动风、动血、耗血的阶段，病情最为危重，也是疾病的极期或末期。

　　邪正斗争的整个过程，矛盾的主要方面在于正气，患者正气的强弱，津液的存亡，对疾病的变化和预后有极大关系。普通病邪大都在卫分或气分得到透泄而愈，就是刚进入营分，也可透热转气，清解而愈。甚至深入营血，内闭严重，经过清营、凉血、开窍、解毒，神识渐清，抽搐停止，亦可向愈。最怕邪实正虚，热毒内焚，邪无出路，导致阴竭阳脱，趋于死亡。其传变规律如下图：

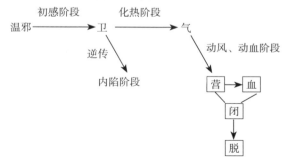

必须指出，疾病传变是复杂的过程，这几个阶段往往不能截然划分，譬如卫分表邪未解，里热已盛，可呈卫气同病。或卫分表证有时不按气分顺传而逆传至营分。故临床常有卫气同病、卫营同病、气营同病、气血同病等情况，应该根据证候表现，联系卫气营血的特征深入分析，灵活掌握。

（一）卫分病

病程阶段：初感阶段、恶风期、表证。

病变部位：皮肤、肌表、肺经（上呼吸道）、上焦。

主要特征：发热、微恶风寒。

其他症状：头痛、苔薄白、脉浮，除上呼吸道外，无其他脏腑明显见证。

不同病因证候：风——自汗、恶风、头眩痛。湿——身重、胸闷、困倦、苔薄腻。暑——热较高、头痛剧、多汗或无汗、面赤心烦、脉濡数。燥——口鼻咽喉干燥、干咳连声、苔白而干。

辨证要点：①卫分均属初感的表证，注意区别病因性质。②是否兼见气分证或营分证。③肌表或肺经哪方面症状突出。

治疗原则：解表透邪。按不同病因使用解表法。

1. 风温表证

主症：发热、微恶风寒、微汗、头眩痛，或鼻塞、咳嗽、舌边尖红、苔薄白、脉浮数。

治则：辛凉解表、疏风清热。

方药：以发热为主的用银翘散；以咳嗽为主的用桑菊饮。

注意：辨别寒热轻重，有无兼夹，如挟湿、挟毒等。

2. 暑温表证

主症：发热较高，恶风寒较轻，头痛、身重、胸闷、心烦口干、舌红苔白腻，脉濡缓。

治则：解表清暑。

方药：新加香薷饮加减。

3. 湿温表证

主症：身热不扬，头胀重，肢体沉重，骨节酸楚，胸闷泛哑，苔白腻，脉濡数。

治则：透湿清热。

方药：三仁汤加藿香、佩兰。

4. 秋燥表证

主症：干咳，鼻咽干燥，唇焦，苔白而干。凉燥恶寒较重，脉浮略紧；温燥发热较高，脉浮数。

治则及方药：凉燥宜散寒解表，宣肺润燥，用杏苏散；温燥宜辛凉解表，宣肺润燥，用桑杏汤。

（二）气分病

病程阶段：入里化热阶段，化热期，里证。

病变部位：上焦至中焦、肺、胆（胸胁）、胃肠、阳明经。

主要特征：但热不恶寒反恶热，舌红苔黄，小便黄赤。

其他症状：①多汗、烦渴、气粗、脉洪大。②潮热、谵妄、便秘、腹胀痛或胸胁痛。

不同病因证候：湿——苔黄腻，渴不欲饮或喜热饮，胸脘痞闷，身酸重。

辨证要点：①病至气分已是入里化热，除湿温外，不必辨别风、寒、燥等病因。②辨别热邪是散漫在经，还是结实在腑（胃肠）。③气分范围较广，应辨别病变部位、脏腑。④是否仍有表邪，或邪伏半表半里，或其他同病兼症。

治疗原则：清气、泄热、生津。

1. 气分热盛

主症：大热，大渴，大汗，脉洪大，烦躁，气粗，面赤，舌红苔黄。

治则：清热生津。

方药：白虎汤，或加人参；夏天暑热伤气，可用清暑益气汤。

2. 热结胃肠

主症：高热或午后潮热，烦躁谵妄，腹满而痛，便秘或泻黄臭秽水，苔黄燥甚则起芒刺，脉沉数有力。

治则：泻下泄热。

方药：大承气汤。

3. 热郁于肺（痰热阻肺）

主症：高热，咳嗽，气喘，胸痛，痰稠黄或带血，舌苔黄燥或黄腻，脉滑数。

治则：清肺泄热，化痰平喘。

方药：麻杏石甘汤、泻白散、苇茎汤加减选用，或酌选黄芩、芦根、天花粉、茅根、大青叶、竹沥、天竺黄、葶苈等药配入。

4. 热郁于胆

主症：高热或寒热往来，胸胁苦满，或见心烦、口苦咽干，或目黄、身黄。

治则：和解少阳，清热利胆。

方药：大柴胡汤、小柴胡汤、黄芩汤、蒿芩清胆汤

诊余医话

选用。

5. 气分湿温

主症：热势早轻午后渐高，身重胸闷，腹胀或泻，渴不欲饮，或喜热饮，表情呆滞，重听，甚则神识昏蒙，或发黄疸，或见白㾦。

治则：清气化湿，分利湿热。须掌握祛湿而不伤阴，清热而不碍湿的原则。

方药：湿重用三仁汤加减；热重用三石汤、甘露消毒丹、黄芩滑石汤；湿热并重用蒿芩清胆汤。中、下焦湿热用茵陈五苓散；黄疸酌加茵陈、栀子、田基黄、溪黄草等退黄药。

注意：辨别湿热轻重（湿重于热或热重于湿或湿热并重）情况及湿在上、中、下三焦情况考虑用药。

（三）营分病

病程阶段：内陷阶段、伤阴期、闭证。

病变部位：心包、厥阴经。

主要特征：夜热甚、心烦、舌绛、昏迷、斑疹、惊厥（有两个症状以上便是）。

其他症状：谵语、躁扰、舌蹇、肢厥、痰盛。

辨证要点：①不必再分湿热情况，应区别是否出现闭证（昏迷、肢厥），是热闭还是痰闭。②是否同病（气营或营血）。③病变由营转气表示好转，由营入血显示恶化。

1. 营分热盛（热灼营阴）

主症：身热夜甚，舌绛无苔，烦躁不安，斑疹隐隐，脉细数。

治则：清营泄热。

方药：清营汤。

2. 热入心包（内闭）

主症：昏迷、肢厥、舌绛、惊厥、二便失禁。热闭——热盛气粗、谵妄、面目红赤、舌绛苔粗黄。痰闭——痰多息鼾、面色晦滞、舌苔滑腻。

治则：清营、化痰、开窍。

方药：清营汤加紫雪丹、牛黄丸、至宝丹之类。痰浊内闭，热象不明显时，可配用苏合香丸、紫金锭之类。

（四）血分病

病程阶段：动风、动血、耗血阶段。这一阶段有虚有实。实证是血热盛极，属危重期；虚证是阴损血亏，属末期、恢复期。

病变部位：心、肝、肾、下焦。

主要特征：①实证。高热、斑疹暴露、吐血、衄血、便血、尿血（血分热盛，迫血妄行）、昏迷、肢厥（内闭更甚，热深厥深）、抽搐、角弓反张（热盛动风）、舌深绛或暗紫。②虚证。夜热或热势起伏，或见谵妄、烦扰不寐、舌光绛而干、口糜、齿焦、耳聋（肝肾阴伤，余热未清）、瘛疭、震颤，或瘫痪、拘挛（血虚风动，经脉失养）、心慌心悸、多汗、脉结代或细弱。

辨证要点：①辨别虚证或实证或虚中挟实。②虚证要辨别心、肝、肾阴伤情况。

1. 热盛出血

主症：高热，躁扰或昏狂谵妄，斑疹暴露（深红，甚则紫黑），吐血衄血，便血。

治则：清热、解毒、凉血。

方药：犀角地黄汤或配合黄连解毒汤，或配用紫雪丹、牛黄丸。如出现黄疸而见咯血，酌加茵陈、田基黄，配合大量鲜旱莲草、白茅根。

2. 血分瘀热

主症：夜高热，口干（漱口不欲饮），舌紫晦，大便黑而易解，神识时醒时昏，扰动不安。

治则：凉血、解毒、散瘀。

方药：犀地清络饮加红花、丹参。

3. 气血两燔

（1）轻证（气血俱热）。

主症：高热、烦躁、苔黄、斑疹、衄血、舌绛。

治则：清气凉血。

方药：化斑汤。

（2）重证（热毒炽盛）。

主症：高热，头痛如劈，神昏躁狂，咽痛，骨节疼痛，吐血衄血，斑疹紫黑，舌绛苔焦黄，脉沉细而数。

治则：清热解毒，凉血。

方药：大剂清瘟败毒饮或十全苦寒救补汤配合紫雪丹。

4. 热极动风

主症：高热、躁扰、昏迷、抽搐或角弓反张。

治则：清热、平肝熄风。

方药：羚羊钩藤汤或清营汤加止痉药如蜈蚣、全蝎、地龙、钩藤、石决明、象牙丝等。

5. 心肝肾阴伤

阴虚共同症状：低热、颧红、五心烦热、口舌干燥、消瘦。

（1）肾阴亏损。

主症：阴虚症状外，另症见神倦、耳聋、咽痛。

治则：滋阴养液。

方药：加减复脉汤加熟地黄、五味子、龟板。

（2）虚风内动（水不涵木）。

主症：阴虚症状外，另症见手足颤动、舌颤。

治则：滋阴、潜阳、熄风。

方药：加减复脉汤加牡蛎、龟板、鳖甲

（3）心肾阴虚。

主症：阴虚症状外，另症见心悸、易惊、多汗、脉结代或细弱。

治则：滋养心肾。

方药：加减复脉汤加吉林参、五味子、龙齿、浮小麦，或生脉散合桂枝加龙骨牡蛎汤。

四、急腹症的中医有关概念和临床体会

急腹症是指腹痛急剧发作，由于六腑受病，壅塞不通，而出现以痛、胀、吐、闭、炎等为主要特征的腹部疾病的总称。它以发病急、腹痛剧烈和要求诊断治疗措施及时、快速为其临床上的基本特征。

目前，中西医结合治疗急腹症已取得显著效果，相当一部分急腹症已可不经手术而治愈，这就提出了一个关键性的问题，为什么腹腔器官的炎症、穿孔、梗阻，可以通过整体的治疗而解决?

（一）六腑的病理生理

脏腑指五脏和六腑，它们有各自的生理功能，以及它们之间的相互关系，它们与外表各组织器官之间的复杂联系，构成了人的整体生命活动的基础，而这整体功能的协调与失调，就成为临床辨证施治的基本依据。在这个意义上，所谓急腹症，它虽是主要的、突出的一类证候，但也总归是病变整体的局部表现。唐容川曾说："业医不知脏腑，则病原莫辨，用药无方。"所以，为推动中西医结合对急腹症的研究，有必要从中医生理和病理的角度，深入探讨一下脏象学说中有关六腑的论述。

六腑是指胆、胃、小肠、大肠、三焦、膀胱等六个空腔器官，总其生理功能是受纳并腐熟消化水谷，输出其精微化物，传导其残渣、糟粕，疏通水道，运利水津，以及胆的储存、排泄胆汁的机能，概括来说都属于营养物质的消化和代谢过程的处理，它们的生理活动有几个特点：

1. 脏腑相合，互相依存

脏腑间的关系，就是表里相合、互相依存的关系，脏主藏精，腑主化物；五脏为阴，六腑为阳，分别由它们所连属的经络将表里两个脏腑联结起来，使之在生理上互相配合，而病理上也往往互相影响，因此在急腹症的辨证施治中应考虑这一关系。但是，对待脏腑相表里的学说，应着重理解脏腑的内在联系及其临床意义这一精神，而不宜生搬硬套，机械地对待，否则将是形而上学的。例如在急腹症中的急性肠梗阻、移位蛔虫病、急性胰腺炎等，就反映着这种脏腑的病理关系。一般来说，脾与胃、肝与胆、肺与大肠这三对脏腑的相关性的临床意义较为大些。

2. 泻而不藏，实而不满

脏和腑的功能是对立统一的，《素问·五脏别论》：
"所谓五脏者，藏精气而不泻也，故满而不能实。六腑者，
传化物而不藏，故实而不满也。所以然者，水谷入口，则胃
实而肠虚，食下，则肠实而胃虚，故曰：实而不满，满而不
实也。"五脏储藏人体的精气，以精气充满为正，所以是
"满而不实"。六腑的功用是受纳和消化水谷，行津液，传
糟粕。当水谷入胃则胃实，下入于肠则胃虚而肠实，在生理
状态下，两者都是一实一虚地交替。若胃肠俱实，有入无出
则成满，满则病，病则痛，胀闭，产生出不得，入也不得，
或上逆而呕吐等病症，所以六腑必须"泻而不藏"的生理
状态为正，使消化和传导机能有效地运转，称为"实而不
满"。这一点不但反映了六腑功能的共性，也表现了六腑之
气的内在联系。各种急腹症也多有"胀"和"满"的共同表
现，例如胆囊炎胆石症引致的胆汁大量储留，阑尾炎、肠梗
阻及各种继发的腹膜炎出现的腹胀满均是。

3. 降而不升，以通为用

由于六腑传化水谷，需要不断地受纳排空，虚实更替，
故六腑总是以自身的规律性蠕动将其内容物向下输送，表现
出"降"的共同特征。"降"是运动的方向，反而不降则
逆。腑气上逆则发生恶心、呕吐、口苦、嗳气、泛酸、厌
食诸症。不通则管道内容物阻塞不化，进而使经脉气血运
行阻滞，发生疼痛和胀满，前文所述之胀和满都是阻闭引
致的结果。

阻闭和上逆以及上段所述的胀满及其引发的临床症状基
本上是属于六腑病证的局部表现，但它们的发生都往往和整

体中气血、痰食、虫积的阻滞或是其他脏腑的寒热虚实所引发，就需要进一步了解病史和进行深入的辨证，究其根源，治求其本。

4. 津液运化，水道通调

人体水液的吸收、代谢、输送和排泄，是整体生命活动机能主要的一部分，由许多脏腑器官和经络组织所协调完成。而较为直接的，包括肺气的肃降、脾气的运化和肾气的气化调节，在六腑中，包括三焦对水道的通调，胃、大小肠的吸收，膀胱气化而对尿液的制约与排泄等。提出中医学有关水液代谢的概念，这对认识急腹症病理生理和转归是有意义的。前面提示的实邪和阻结六腑出现的"胀""满""痛""闭""逆"，是急腹症病因、病理上的一个环节，而另一环节则是与此密切相关的津液代谢的障碍。

（1）凡热性病、脾胃失调、气血两虚等而致津液亏损者，容易出现大肠燥结，甚而导致急性或慢性肠梗阻。胆道结石、胆道梗阻及急性胰腺炎患者平素每有肝阴亏损和肝胆郁热的表现；慢性十二指肠溃疡患者中，胃阴不足型较之脾虚型的疼痛、出血和急性穿孔的程度和发生率较高，这就提示许多急腹症的发生不但表现为六腑功能的障碍，同时早有阴津的损伤。

（2）各种急腹症发病后，在它们的发展中出现的炎症、坏死、出血、穿孔和腹膜炎，中毒性休克都和水液代谢的障碍、阴津的损伤起着互为因果的病理上恶性循环的关系，合理而及时的行气、通里、攻下等治疗措施也起到调整水液运行和"釜匠抽薪"的救津作用。但应注意处理好攻逐通里与救阴存津的对立统一关系，治疗时机与立法主次要求得当。

综上说明，六腑的活动是整体脏象不可分割的组成部分，表现于六腑某一器官的急腹症都是整体疾病的局部反映，这就提示在辨证和治疗中要处理好整体与局部，脏和腑，腑与腑，气与津，虚与实，攻与补之间的辨证关系。

（二）有关辨证论治问题

急腹症是六腑受病，从六腑生理功能来看六腑满而不实，以降为顺，并有运化水谷、通调水道的功能。当寒、热、气、血、食、虫、石等所伤，必致六腑气机失调，腑气不降，气血瘀滞，六腑不通，郁久化热，而出现以痛、胀、吐、闭、炎为主症。故急腹症的治疗始终抓住通闭（通里攻下）和消炎（清热解毒）这两个环节。临床实践证明有效的通里攻下，有助于炎症局部消散吸收；而有效的消炎，反过来有利于梗阻解除（腑气的得降）。这些认识，从现代医学对急腹症的发展，大部分均为感染和梗阻所致，两者认识似乎是一致的，故有人对急腹症的治疗提示"以塞为因，以通为用，辨证施治，标本相求"原则，确实是经验所得，值得推崇。

目前对急腹症分型（分期）辨证施治，在处方立法上基本源于汉代，《金匮要略》有关章节，是我国最早对急腹症诊治的论述较详的一本医书，其立法处方至今仍为我们所用，如大黄牡丹皮汤治疗急性阑尾炎，大柴胡汤、茵陈蒿汤治疗胆囊炎胆石症，胆道蛔虫用乌梅丸，大陷胸汤、大承气汤、大建中汤治疗肠梗阻等。

五、谈谈六腑以通为用

六腑以通为用是中医对胆、胃、大肠、小肠、三焦、膀胱等器官生理病理的一种概括，也是治疗这些器官的一种理论。腹腔是六腑所在，对急腹症的辨证论治，这一理论同样具有它的临床意义。

就六腑的生理功能来说，胃主纳食，腐熟水谷；胆主疏泄胆汁，助胃化谷；小肠主受盛化物，泌别清浊；大肠主传导糟粕，排泄大便；三焦主气化，决质水道；膀胱主贮藏尿液，排泄小便等。这组饮食物摄入、消化、吸收、排泄的器官，像管型容器一样，容纳着水谷食物，故称为"腑"。腑即府库之意，有入有出，更实更虚，整个消化、吸收、排泄过程，要靠这组器官的共同协调去完成，故合称为"传化之府"。《灵枢·本脏篇》："六腑者，所以化水谷而行津液者也。"是指它们生理的共同功能。《素问·五脏别论》："六腑者，传化物而不藏，故实而不能满也"，"此不能久留，输泻者也"，是指它们生理的共同特点。从而可以理解到这些器官要正常不断地化水谷，行津液，一方面摄取营养物质，输精于五脏，另一方面传泻水谷糟粕，排泄大小便，就要实而不满，"不能久留"，"更实更虚"，必须以通为顺，才能发挥作用。任何部分发生阻塞不通，即可发生痛、胀、闭或呕的症状，最突出的症状，就是腹部疼痛，《古今医鉴》所谓"痛则不通，通则不痛"，可说是对痛证的病理概括。

导致六腑不通而痛的原因很多，张景岳说："痛有虚实，凡三焦痛证，惟食滞、寒滞、气滞最多，其有因虫、因火、因痰、因血者，皆能作痛。"（《景岳全书》）略翻文献，有下面各种病因病理的论述。

1. 寒凝、热壅

寒则凝泣，热则胀满。凡寒邪凝滞，火热壅盛，湿热阻滞，均能使六腑不通而痛。

《素问·举痛论》："寒气客于肠胃之间，膜原之下，血不得散，小络急行，故痛。"又："热气留于小肠，肠中痛，瘅热焦渴，则坚干不泻出，故痛而闭不通矣。"又："寒气客于经络之中，与炅气相薄则脉满，满则痛而不可按也。"

《景岳全书》："凡火邪热郁者，多心腹痛症。"

《医学入门》："脐腹痛多积热痰火。"又："外感风、冷、热，皆能作痛。"

《冯氏锦囊秘录》："肾气不足，热入膀胱故水道涩而不利，欲出不出，淋沥不断，脐腹急痛，蕴作有时，或如豆汁膏血，甚有窒塞其间，令人闷绝者。"

2. 食积

六腑主要职能是消化饮食水谷，转输津液。饮食失节，积滞内阻，是最常见的病因之一。

《素问·痹论》："饮食自倍，肠胃乃伤。"

《素问·阴阳应象大论》："水谷之寒热，盛则害人六腑。"

《医学正传》："心腹痛致痛之因，多因纵恣口腹，喜好辛酸，恣饮热酒煎博，复餐寒凉生冷。"

诊余医话

265

3. 气滞、血瘀、痰阻

肝气郁结，气滞血瘀，痰凝气结等，都会使气机阻塞，六腑经脉不通而痛。

《景岳全书》："忧思过度则气结，气结则施化不行。"又："胃脘痛证，多因食、因寒、因气不顺者。然因食、因寒亦无不皆关于气，盖食停则气滞，寒留则气凝。"

《医学三字经·原注》："痛则不通，气血壅滞也。通则不通，气血调和也。"

《素问·举痛论》："经脉流行不止，环周不休，寒气入经而稽迟，泣而不行，客于脉外则血少，客于脉中则气不通，故卒然而痛。"又："脉涩则血虚，血虚则痛。"

《冯氏锦囊秘录》："气郁则痰聚，痰聚则凝，气逆不得运行，故作痛也。"又："疼痛者，必小便不利，痰隔中焦，气闭下焦，上下不相流通，故痛。"

4. 虫积、结石、结粪

寄生虫、结石、结粪等阻塞管道，也属常见病因。

《素问·气交变大论》："胸胁暴痛，下引少腹，善太息，虫食甘黄，气客于脾。"

《灵枢·厥病篇》："心肠痛、侬作痛，肿聚往来上下行，痛有休止，腹热喜渴涎出者，是蛟蛕（蛔虫）也。"

《证治要诀》："腹中干痛有时者……因蛔作痛，痛有休止，其人呕蛔。"

《巢氏病源》："肾主水，水结则化为石。"

《冯氏锦囊秘录》："肾主水，为热所乘则化为石，正如汤瓶，久在火中，底结白碱也，若遇小便，则茎中痛，不能流利，痛引膀胱里急，其砂石乃从小便而出，甚有痛急昏闷，遍身有汗而后醒者。"

岭南中医药名家林建德

266

《伤寒论》阳明腑实证，即因肠道结粪而出现腹痛拒按的症状。

上述这些因素，都可使六腑不通，传化失职而发生腹部疼痛。其中有单纯的，有夹杂的，有转化的，随着外界内在各种不同条件而异。由于病邪性质，所犯脏腑部位的不同，而发生各种各样的急腹症。

"通则不痛" "以通为用"。如何通呢？这就要根据以上各种不同的病因病理而使用不同的通法。并不是通里攻下，才算是通。如气郁之用理气开郁，血瘀之用活血祛瘀，寒凝之用温中散寒，热壅之用清热泻火，食积之用消食导滞，虫积之用驱虫止痛，痰阻之用消痰利气，结石之用化石通淋等，都是通的方法。《素问·至真要大论》中概括很多证型治则，如坚者削之，客者除之，实者泻之，结者散之，留者攻之，从广义上来说，都是通法，即使塞因塞用，目的也是使之通。临证在掌握共性"以通为用"的基础上，根据不同质的病理改变使用不同的通法。要从证候入手，进行细致的辨证分析，才能有的放矢。兹就使用通法，谈谈几点粗浅体会，各种常用方法，于方药学，各急腹症专题，有详细介绍，这里不再赘述。

（一）攻下剂要辨证应用

急腹症适应通里攻下的，大都使用大承气汤急下，这是常法，但仍必须辨证应用，不是千篇一律。如治疗蛔虫性肠梗阻时，对热结型病，常用大承气汤合乌梅、槟榔、苦楝根皮、使君子等一类驱蛔药，一二剂即能泻出虫团，解除梗阻。然而一些平素中气虚寒痛病例，虽出现热结证候，但服苦寒药，容易呕吐，这种情况，须改用灌肠给药，避免苦寒

诊余医话

伤其胃阳。对一些血虚津枯的燥结型病例，则不宜苦寒泻下，每见用苦寒药后，虫团不出，腹痛增剧，反而耗伤津血，这种情况宜按"涩者滑之，燥者濡之"的法则，改用驱蛔药合郁李仁、火麻仁、杏仁、胡麻仁、阿胶一类润滑药，或加用麻油或花生油，生葱汁，分服，通润而不伤正。至于寒结型病例，则非温通无效，如乌梅丸合温脾汤加木香、厚朴，必要时用三物备急丸，方能取效，可见同是攻下，也要辨证用药。

顺便谈一谈驱蛔药的应用问题，中药驱蛔，对于胆道、肠道蛔虫，都有显效，但并非某药能驱虫即用某药，而要根据蛔虫的活动特点、内在环境、寒热虚实的证型，采用安蛔、杀蛔、驱蛔的不同措施，大抵临床上综合运用的较多。蛔虫的特性：得甘则动，得苦则安，得酸则伏，得辛则止。成方乌梅丸治疗蛔厥，既可安蛔，又能驱蛔；追虫丸（黑丑、槟榔、雷丸、木香、茵陈、皂角、苦楝根皮）之能消磨虫积，都是综合酸苦辛味等药物而提高驱蛔作用的。

（二）通法多结合理气

对痛证的病理，张景岳"无不皆关于气"一语，可谓得其要旨。不论寒热痰食各种积滞，皆因局部气血壅滞，才会疼痛。因此，治疗除针对不同病因外，还必须结合理气，效果才好。如消导、泻下配用枳实、厚朴；除痰配用陈皮、薤白；驱虫配用木香、金铃子；祛瘀配用台乌药、延胡索等，都能协助主药加强疗效。大黄牡丹皮汤治疗急性阑尾炎，虽有清热、通便、消肿的作用，配入青皮、厚朴，则减少胀气，止痛力强。大柴胡汤、龙胆泻肝汤治疗急性胆囊炎，配入木香、郁金、延胡索、金铃子之类，则消肿止痛快。诸如此类，说明理气药在通法中确有其重要作用。

（三）不能拘泥于"痛无补法"

自朱丹溪有"诸痛不可补气"说法之后，逐渐产生"痛无补法"的论点。有人认为既然六腑以通为用，六腑不通的痛证，更无补法可言，这是不全面的。因为痛证可因虚而邪聚，可因邪聚而正虚，所谓"正气不足，则客气不除"，"气血调和，自无壅阻"，是矛盾的两个方面。当邪实的时候，当然急在攻邪，当正虚的时候，则不能忽视其虚，何况"大实大虚，所畏在虚"，这是原则问题。当然，急腹症临床上实证者确占多数，但先实后虚，虚中挟实的亦属不少，不能不引起重视，虚实不辨，流弊无穷。有些肾绞痛发作时濒于休克，汤药中如配用大量参芪，奏效很快。有些尿路结石，屡服通利，无法排石，一经配用参芪、核桃肉，即获效果。疝气腹痛，每配用当归、茴香、肉桂而取得成效。说明温补药在急腹症某种情况下，亦是可以应用的，何况是寒痛，虚痛，那就更不用说了。温补的作用无非是调和气血，增强机能，当痛证出现气血虚弱时，补益气血，温补散寒，正能促其流通，前人有不少"寓通于补""以补为通"（塞因塞用）的范例，可资借鉴。切勿以"痛无补法"而束缚手脚。

六、谈谈"散者收之"——
收涩法的临床应用

"散者收之",语出《素问·至真要大论》,是指一些疾病表现"散"的证候时,可采用"收"的治疗法则。这是临床上使用收涩法的理论根据。

"散"是耗散不固之意。凡精气不能约束固守的病证,都属"散"的范围。如多汗、滑精、遗尿、久咳、虚喘、怔忡等,推而至肠脱不固的脱肛,冲任不固的崩漏,以至元气散越的亡阳虚脱等,其病理均呈散而不收,也应包括在内。

"收"是收敛固脱之意。凡用固表、敛肺、纳气、涩肠、固肾以至固经、益气固脱、回阳固脱等治法均属之。

临床上可按脏腑病变部位的不同而采用不同的收涩法。

(1)卫气不固,汗出过多,选用局方牡蛎散(炙黄芪、麻黄根、牡蛎)、牡蛎散(煅牡蛎、防风、白术)或玉屏风散(黄芪、防风、白术)。

常用药:牡蛎,龙骨,麻黄根,五味子,白芍,糯稻根,五倍子,浮小麦。

(2)肺气不固,久咳不已,用润肺丸(诃子、五味子、五倍子、炙甘草蜜丸含化)、乌梅膏(乌梅熬膏含化);虚喘用七味都气丸(六味地黄丸加五味子)、黑锡丹(成药)之类。

常用药:诃子,五倍子,五味子,乌梅,白果,核桃肉，罂粟壳，蛤粉，白及，磁石，代赭石。

（3）心气不固，惊悸怔忡，选用妙香散（人参、龙骨、益智仁、茯神、远志、朱砂、炙甘草）、养心汤（黄芪、人参、五味子、酸枣仁、柏子仁、当归、川芎、半夏、远志、肉桂、炙甘草、生姜、大枣）。

常用药：人参，五味子，柏子仁，酸枣仁，浮小麦，磁石，龙齿，朱砂，炙甘草，龙眼肉。

（4）肾气不固，精关失禁，遗精滑泄，用金锁固精丸（沙苑子、蒺藜、芡实、莲须、龙骨、牡蛎、莲肉）、金樱补肾丸（金樱子、芡实）等。膀胱气虚，多尿遗尿，用桑螵蛸丸（桑螵蛸、附子、五味子、龙骨）、菟丝子丸（菟丝子、苁蓉、五味子、附子、牡蛎、鹿茸、桑螵蛸、内金）、固脬丸（菟丝子、茴香、附子、桑螵蛸）、缩泉丸（乌药、益智仁、淮山药粉糊为丸）之类。

常用药：金樱子，覆盆子，菟丝子，益智仁，巴戟天，鹿茸，山萸肉，龙骨，桑螵蛸，莲肉，莲须，枸杞子，沙苑子，补骨脂，杜仲等。

（5）冲任不固，月经过多。虚热用固经丸（椿根白皮、白芍、龟板、香附、黄柏、黄芩）；血寒用如圣散（棕榈皮、乌梅各一两，干姜一两半，烧炭存性，空腹每服二钱）。

常用药：棕榈皮，椿根白皮，伏龙肝，鹿角霜，龙骨，牡蛎，龟板，醋。

（6）肠脱不固，泻痢不止，肛脱不收，选用养脏汤（煨诃子、煨肉豆蔻、白芍、当归、党参、白术、肉桂、木香、罂粟壳、炙甘草）、桃花汤（赤石脂、干姜、粳米）。

常用药：赤石脂，禹余粮，椿根白皮，秦皮，石榴皮，

诊余医话

诃子，肉豆蔻，地榆，木瓜，乌梅，枯矾，白芍。

（7）至于伤津亡阴用生脉散加龙牡汤，亡阳虚脱用独参汤、参附汤、四逆汤等，是属于收涩法的引申，可以互相参照。

"散者收之"是一种正治法，必须有"散"的证候才可以"收"。"收"是维护正气，增强机能，促使疾病向愈。故久病、虚证及时使用，可免重伤正气，对恢复健康有利。但如果是新病，实证，邪气方盛，则急在攻邪，错用收涩，就无异闭门留盗，后患更多，临证必须十分注意。

七、腹痛辨证

一般规律：腹痛拒按为实证；腹痛喜按为虚证；得热则舒为寒证；得冷则舒为热证；虫积则脘腹攻痛，时发时止；食滞则脘腹痞满，厌食嗳气；气滞则腹胀走痛，痛无定处，嗳气或矢气则舒；血瘀则腹部刺痛，固定不移，气机寒滞则甚。

（一）实证（常见有气滞和血瘀两证）

1. 气滞

证候：脘腹胀痛，走窜不定，或牵引少腹，或胸闷胁痛，得嗳气或矢气则舒，忧虑恼怒，其痛易发或加剧，舌苔薄白，脉弦。

分析：气以通畅为顺，气滞不通，不通则痛，故脘腹胀闷而痛，气机升降失调，走窜不定，故痛无定处，或则胸胁，或则少腹，嗳气或矢气则气机暂时通畅，故痛亦暂解。又肝性条达，主疏泄，胸胁、少腹为足厥阴肝经所属部位，忧虑恼怒，则肝气郁结，导致气机阻滞，故痛易发或加剧，或走窜胸胁、少腹。脉弦是气郁、气机不畅的表现。

治法：疏肝理气。

方药：以四逆散加减为主方。胁痛加延胡索、川楝子；气滞，脘腹胀痛，加南木香、台乌药、青皮；少腹牵痛，加橘核、小茴香。

2. 血瘀

证候：腹痛经久不愈，痛点固定，刺痛、触痛，或胁下有痞块，或下腹部有痞块，舌质紫暗，脉象带涩。

分析：气为血帅，气行则血行，若气滞作痛，经久不愈，血亦瘀涩作痛，所谓"痛久入络"。但血瘀凝结，部位不移，故痛点固定，刺痛、触痛。若瘀结胁下，则胁下有痞块；瘀结下腹，则下腹部有痞块。舌质紫暗，脉象带涩亦是瘀血之象。

治法：活血祛瘀。

方药：以少腹逐瘀汤加减为主方。有痞块者，加香附、枳壳、莪术、三棱等。

（二）热证（常见有湿热和热结两证）

1. 湿热

证候：发热，腹胀，腹痛拒按，胸闷纳呆，渴不喜饮或腹泻，里急后重，或黄疸，胁痛，恶寒，高热，舌红，舌苔黄腻，脉弦滑数或濡数。

分析：湿热重，影响肌表，故发热。如湿热积滞胃肠，传导失常，则胸闷纳呆，腹胀腹痛，腹泻伴里急后重。口渴为热，湿浊内阻，故不喜饮。如湿热郁于肝胆，胆汁不循常道，则有黄疸，胁痛。恶寒高热为正邪相争。面红为热。舌苔黄腻，脉弦滑数或濡数，均为湿热郁蒸之象。

治法：清热利湿。

方药：湿热积滞胃肠，以白头翁汤加减为主方。湿热郁于肝胆，以龙胆泻肝汤、茵陈蒿汤二方化裁。

2. 热结

证候：腹痛剧烈，腹壁拘急，拒按，发热，汗出，大便秘结，无矢气，小便短赤，腹部或右下腹可触及块物，舌苔黄厚，脉数实。

分析：热结于内，气血瘀滞，腑气不通，不通则痛，故腹痛剧烈，腹壁拘急，拒按，大便秘结，无矢气。热结瘀滞不散，血肉腐败则化脓，或使肠胃传导功能失常，则气血瘀结，故在腹部或右下腹有块物。发热、汗出、小便短赤、舌苔黄厚、脉数实等，都是肠胃实热之征。

治法：清热通下。

方药：以大黄牡丹汤加减为主方。腹部痞块，无矢气，可加厚朴、枳实、莱菔子；热毒盛，可加白花蛇舌草、蒲公英、鱼腥草。

（三）寒证（常见有寒湿和虚寒两证）

1. 寒湿

证候：突然腹痛，恶寒或有发热，胸闷纳呆，身重倦怠，大便溏薄，舌苔白腻，脉沉紧。

分析：外伤于寒，故恶寒或有发热。寒邪入里，阳气不通，故突然腹痛。影响脾运则寒湿错杂，故胸闷纳呆。至于身重倦怠，大便溏薄，舌苔白腻，脉沉紧，均是寒湿内盛之征。

治法：散寒化湿。

方药：以藿香正气散为主方。

2. 虚寒

证候：腹痛绵绵，时作时止，喜热、喜按，饥饿及疲劳更甚，大便溏薄，兼有神疲，气弱，畏寒，肢冷等症，舌淡苔白，脉沉细。

分析：腹痛绵绵，时作时止，喜热、喜按，属虚寒之象。脾阳不振，运化之力不足，故大便溏薄、畏寒、肢冷。中气不足，则神疲、气弱。舌淡苔白，脉沉细，亦属虚寒之征。

治法：温中补气。

方药：以黄芪建中汤加减为主方。腹中寒痛剧烈，甚至高起似块状物，呕不能食，肢冷，脉伏者，用川椒、干姜、党参、饴糖、香附等药，以补气、温中散寒。若脐中痛不可忍，喜温、喜按者，为肾气虚寒，宜用附子、干姜、炙甘草、葱白等药，以温肾通阳。若少腹拘急冷痛、苔白、脉沉紧者，为寒凝肝脉，宜用肉桂、小茴香、乌药、沉香等药，以温肝散寒。

（四）食滞

证候：脘腹胀满，疼痛拒按，思食，嗳腐吞酸，恶心呕吐，或痛而欲泻，泻后痛减，舌苔厚腻，脉滑实。

分析：宿食停滞肠胃为实邪，故见脘腹胀满，疼痛拒按。脾和然后知五谷味，食伤脾胃故思食。脾胃不运，宿食不化，故嗳腐吞酸。胃气以下行为顺，今胃失和降，故恶心呕吐。宿食得泻而去，故痛而欲泻，泻后痛减。舌苔厚腻，为食滞湿阻之象。脉滑实为食积之征。

治法：消食导滞。

方药：以保和丸加减为主方。

（五）虫积

证候：腹痛多在绕脐周围，为阵发性疼痛，面黄肌瘦，或鼻孔作痒，睡中断齿，唇内有半透明小颗粒，或面上有白色虫斑，舌前部近舌尖处有红色小点，脉滑。或突发腹中剧痛，按之有块；或右胁阵发钻顶样剧痛；或右下腹疼痛拒按，右腿屈而不能伸。

分析：蛔虫内扰阳中，故腹痛绕脐，虫安则痛止。虫居肠中，吮吸水谷精微，人体气血之化源减少，故面黄肌瘦。手阳明大肠经入下齿，环口唇、挟鼻孔；足阳明经起于鼻，入上齿中，虫居肠胃，分泌毒素，循经上扰，故鼻痒、断齿，唇生小颗粒。阳明两经均行于面颊，血亏，故面生白斑。舌近尖部有红点，脉滑亦是虫毒之征。又蛔虫性喜团聚而钻窜，聚而成团，阻于肠中，格塞不通，则腹中剧痛，按之有块。若窜入胆道，则右胁阵发钻顶样剧痛。若窜入阑尾，则右下腹疼痛拒按。痛则筋脉挛急，牵引下肢，故右腿屈而不能伸。

治法：消积驱虫。

方药：以化虫丸加减为主方。胆道蛔虫，宜用乌梅丸。虫积成团，可服生油60~100毫升，然后再服驱虫剂。

以上各种类型，在临床上可以互为因果，相互转化，互相兼夹。如气滞可导致血瘀，血瘀可影响气机通流。在辨证施治时，必须抓住主要病证，分析各证相互间的关系，然后处方用药。

（六）参考方剂

四逆散（《伤寒论》）：柴胡，甘草，枳实，芍药。

少腹逐瘀汤（《医林改错》）：川芎，当归，赤芍，蒲黄，五灵脂，没药，肉桂，小茴香，干姜，延胡索。

白头翁汤（《伤寒论》）：白头翁，秦皮，黄连，黄柏。

龙胆泻肝汤（《医宗金鉴》）：龙胆草，黄芩，栀子，泽泻，木通，车前子，当归，柴胡，甘草，生地黄。

茵陈蒿汤（《伤寒论》）：茵陈，山栀，大黄。

大黄牡丹汤（《金匮要略》）：大黄，牡丹皮，芒硝，桃仁，冬瓜子。

藿香正气散（《太平惠民和剂局方》）：藿香，紫苏，白芷，桔梗，白术，厚朴，半夏曲，大腹皮，茯苓，陈皮，甘草，生姜，大枣。

黄芪建中汤（《金匮要略》）：黄芪，桂枝，白芍，甘草，生姜，大枣，饴糖。

保和丸（《丹溪心法》）：六曲，山楂，茯苓，半夏，陈皮，连翘，莱菔子，麦芽。

化虫丸（《医方集解》）：鹤虱，炒胡粉，槟榔，苦楝皮，芜荑，枯矾，使君子。

乌梅丸（《伤寒论》）：人参，当归，附子，乌梅，黄连，黄柏，川椒，干姜，桂枝，细辛。

八、胃、十二指肠溃疡辨证论治体会

　　胃、十二指肠溃疡是现代医学病名，中医临床如何进行辨证论治，谈谈个人体会。

　　对待一个现代医学诊断的病，首先要从临床表现对照一下这个病在中医方面是属于哪些病证，或包括哪几种证，进而按中医的理法结合现代医学的认识来探讨它的病因病理，辨证求因，审因论治，或分型施治。当然，这一过程需要经过反复的实践，才能达到恰当而准确的结论。

　　从本病临床表现看，属于中医的胃脘痛、肝胃气痛、心脾痛、心气痛、食痹、吞酸、嗳气、嘈杂等病证的范畴。由于疼痛与饮食消化有密切的关系，故应当作为"脾胃"的病证看待，脾胃是"仓廪之官""后天之本"，根据内脏相关的理论，脾胃病变与其他脏腑的病变可相互影响。那么，本病又应看作是全身性的病证，不能孤立地看成是胃或肠的局部病变，临证时首应明确这一基本观点。

（一）对病因病理的认识

1. 溃疡的形成

　　脾胃在生理功能上既分工又协作。胃主受纳水谷，脾主运化精微，脾主升清，胃主降浊，脾升则健，胃降则和，一升一降，配合协调。如果由于某种因素伤及脾胃而致胃失和降，脾失健运，则气机阻滞，升降障碍，气滞不通则见疼痛。气为血帅，气行血行，气滞血滞，气滞日久，必见血瘀，则疼痛加重，所以有"初痛在气，久痛伤络"之说。瘀血久积，局部气血失于濡养，就会腐肉伤肌，形成溃疡病灶。随着病灶的部位深浅和大小不同，症状及变化可不一致，伤及阴络则血内溢，伤及阳络则血外溢，可由潜出血发展至大出血、胃穿孔。而出血、穿孔已属于变证、坏证。

2. 致病因素

（1）精神因素。如怒气郁逆，恼怒过度则伤肝，怒则气上，肝气过亢则木横乘土，伤及脾胃。临床所见的"肝气犯胃""肝胃不和"等肝气型证候，多因此而得。又如忧惕思虑过度，既损耗心神，又影响脾运。《黄帝内经》谓"思则气结"，"思伤脾"。王肯堂《证治准绳》论胃脘痛指出："本病皆因忧惕思虑，伤神耗气。"《冯氏锦囊秘录》在论心脾病更具体地指出："心主血而统性情，忧惕思虑，伤神涸血，于是清阳不升，浊阴不降，以致食饮风冷热悸虫痒气九种乘虚侵凌也。"阐明了忧惕思虑，心神耗伤，直接影响到脾胃的受纳运化，是本病的重要因素之一，临床上一些"中气虚弱""心脾两虚""痰湿困脾"证型的胃脘痛，其原先病因大都由此而致。

（2）饮食因素。如饥饱失节，冷热所伤，五味偏嗜，均能使脾胃受病。《黄帝内经》对这方面叙述颇详。《素问·痹论》说："饮食自倍，肠胃乃伤。"《素问·生气通天论》说："因而饱食，筋脉横解……因而大饮则气逆。"《素问·阴阳应象大论》说："水谷之寒热，感则害人六腑。"《素问·举痛论》说："寒气客于肠胃之间，膜原之下，血不得散，小络急引故痛。"《素问·生气通天论》说："阴之五宫伤在五味。是故味过于酸，肝气以津，脾气乃绝……味过于苦，脾气不濡，胃气乃厚。"这些都说明饮食因素会导致脾胃气机障碍而发生病变。张景岳在谈到胃脘疼痛的机理时说"食停则气滞，寒留则气凝"，可谓要言不烦。

（3）劳倦因素。《黄帝内经》指出："饮食劳倦则伤脾"，"劳役过甚，中气受伤，食下不运……"说明脾胃病变不少可因劳倦而得。正如李东垣所说："腹中诸痛，皆因劳役过甚……中气不足，寒邪乘虚而客人之，故猝然而作大痛。"张景岳亦说："心腹痛证，必以积劳积损。"

（4）脏腑病理因素。除了中气虚弱，痰湿困脾引起外，由其他脏腑疾病的影响而致者，亦属屡见。如肝气郁结可以肝病传脾；肾阳衰微，可以火不生土；就是一般体质虚弱，气血虚寒之人，常易患心腹痛证。张景岳说："气血虚寒不能营养心脾者，最多心腹痛证。"确是经验之谈。

上述四种因素均可使脾胃升降失调，气机障碍，气滞血瘀，营气不从，郁积日久，阴血暗损，局部便形成溃疡病变。（如图）

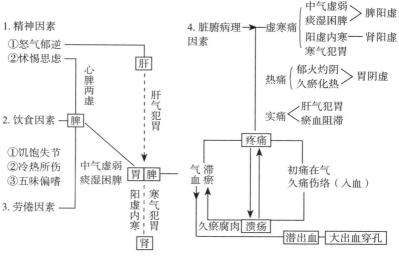

胃、十二指肠病因病理示意图

（二）辨证论治

本病应根据其证候特点，疼痛性质，结合八纲、病因病理进行辨证分型，因型议治，一般宜先治其标，后治其本。治标指消除病理性刺激，改变其恶性循环；治本指温养气血，促进溃疡的愈合。

1. 虚寒痛

由于久痛多虚，久虚多寒，故虚寒痛者多，临床约占70%，包括中气虚弱、痰湿困脾、阳虚内寒、寒气把胃四种证型。其共同表现有：体虚、喜按、喜温畏冷、便溏、舌质淡、脉弱等。

（1）中气虚弱。特点是隐隐作痛，得食稍安而易胀，伴有头眩、耳鸣、气弱、面色淡白、四肢倦怠等症状。治则：补益中气。方药：黄芪建中汤为主方，加海螵蛸、白术。潜血者生姜易炮姜，加白及、阿胶。

（2）痰湿困脾。特点是呕思痰涎，吞酸嗳腐，腹胀厌食，食下则痛，面色暗滞，舌苔腻等。治则：健脾燥湿，佐以温中行气散寒（因有痰湿阻滞，虚中挟实，故宜结合理气散滞）。方药：香砂六君子汤或半夏厚朴汤（半夏、厚朴、茯苓、紫苏、生姜）为主，加苍术、白术、草豆蔻。

（3）阳虚内寒（命门火衰）。特点是胃脘冷痛（痛势隐隐绵绵，胃中如有冷食停滞不化），五更泄泻，形寒肢冷，腰脊酸楚，脉沉细或微细等。治则：温补脾肾（补火生土）。方药：附桂理中汤或右归饮合四神丸加减。处方：熟附子二钱，肉桂一钱，吴茱萸二钱，破故纸三钱，山萸肉三钱，肉豆蔻二钱，五味子钱半，紫河车三钱，白术三钱，炙甘草二钱。

（4）寒气把胃。特点是痛势较剧，呕吐清水，形寒怕冷，热饮稍安，受寒冷食则痛，舌苔白滑，脉弦紧等。治则：温中散寒。方药：厚朴温中汤加味（厚朴、豆蔻仁、陈皮、砂仁、干姜、高良姜、吴茱萸、肉桂、香附、甘草）。

2. 热痛

可因久瘀化热，或郁热灼伤胃阴，出现胃阴虚证型，约占8%。特点是痛觉灼热，嘈杂，善饥，口苦干渴，大便秘结，小便黄赤，舌质红绛而干，苔粗黄或舌中光剥等。治则：益阴和胃，甘平滋润。方药：一贯煎或麦门冬汤加减。处方：麦冬四钱，石斛三钱，法半夏二钱，川楝子三钱，白芍四钱，生地黄四钱，淮山药四钱，石菖蒲二钱，丹参四钱，蒲黄二钱，甘草二钱。郁热甚者加栀子或大黄末冲服。

3. 实痛

包括肝气、瘀血两类证型，约占30%。

（1）肝气犯胃。特点是情绪急躁，易郁易怒，时作太息，疼痛轻重无定，发作与情绪有关，吞酸嗳气，大便时结时溏，面色苍白，舌边暗红，脉弦等。治则：疏肝、调气、和胃。方药：柴胡疏肝散或金铃子散加减。处方：柴胡二钱，白芍三钱，香附三钱，陈皮钱半，川芎二钱，枳壳钱半，当归三钱，丹参三钱，茯苓三钱，生姜三片，甘草钱半，酌加川楝子，瓦楞子，五灵脂，竹茹等一两味。

（2）瘀血阻滞。特点是痛如锥刺，日轻夜重，痛点不移，拒按，食下则痛，大便漆黑，舌暗红有瘀斑，脉弦或涩等。治则：化瘀和血，兼预调气。方药：膈下逐瘀汤或手拈散（延胡索、五灵脂、豆蔻、没药）加减。处方：当归三钱，生地黄四钱，桃仁钱半，红花钱半，赤芍三钱，川芎二钱，桔梗二钱，枳壳钱半，乳香一钱，没药一钱，五灵脂三钱，甘草二钱。

（三）善后调治与应急措施

1. 善后调治

通过辨证论治大都能消除病理性刺激而获得缓解，除了个别证型外，局部溃疡病灶，尚未愈合，因而易引起复发，必须进一步作善后调治，以调理气血，温养脾胃，补托生肌，促进溃疡愈合，以达痊愈。常用方：①黄芪建中汤加海螵蛸、党参。②张锡纯内托生肌散加味（黄芪、党参、当归、乳香、没药、白芍、天花粉、丹参、炙甘草）。③花蕊石三钱，海螵蛸三钱，草豆蔻钱半，三七六分，剂量按比例研成细末，每次一钱，每日服三次。

2. 应急措施

（1）出血。按寒热性质辨证用药，但出血较多，宜急固其气，防止气随血脱，可先投独参汤以补气摄血，必要时采取中西医结合抢救。①虚寒型出血：多因气虚脾寒，失于温摄所致，用黄土汤加减，温阳益气以止血。处方：伏龙肝，花蕊石，地榆炭，白术，阿胶，熟附子，黄芩，炙甘草，吉林参（另炖）。②热型出血：多因郁热或虚火内迫所致，可先饮服童便或盐水，再投凉血止血之剂。处方：藕节炭，生地黄，阿胶，地榆，侧柏炭，黄芩，山栀炭，三七末。③复方人参粉（山东经验方）：人参五钱，乌贼骨六钱，白及三钱，三七三钱。研为末，第一次二钱，以后每小时服一钱，达十钱后改每日一钱，服至出血停止后一两日即可。

（2）止痛。按痛的性质、特点，选用下列丸散。①乌桂散：乌贼骨，肉桂，小茴香，陈皮，为末，每日服一钱，适用于虚寒痛。②肉桂末：每服六分，适用于虚寒痛。③乌贝散加大黄：乌贼骨，浙贝母，大黄，甘草，为末，每服一钱，适用于热痛。④左金丸（成药）：适用于热痛，肝气痛。⑤气痛散（成药）：适用于肝气痛。⑥十香丸（成药）：适用于肝气痛。⑦延胡索片（成药）：每次服1～2片，适用于瘀血痛。⑧失笑散：蒲黄，五灵脂，每次服一钱，适用于瘀血痛。⑨三七末：每次服七分至一钱，适用于瘀血痛。⑩云南白药（成药）：适用于瘀血痛。

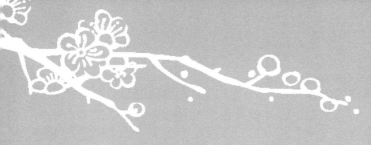

薪

火

相

传

林建德教授任职于广州中医药大学内经教研室、中基教研室，对教研室中青年教师在学术和业务上，特别是在中医辞书编撰方面悉心指导，薪火相传，培养了一批中医辞书编写的领军人物和中坚力量，同时亦是中医学科的首批研究生导师，所培养的研究生都成为内经、中医基础理论等学科的教学和理论研究骨干，在中医临床上亦多有建树。兹择要介绍于下：

一、吴 弥 漫

吴弥漫教授1978年考取中医学首批硕士研究生后，投身林建德教授门下，专门攻读内经及中医学术理论。曾担任中医文献教研室和内经教研室主任、中医基本理论（内经）学科学术带头人、博士研究生导师。为中国中医药学会传统生命科学分会、中医药文化分会常务委员、内经研究会委员、《广州中医药大学学报》编委。长期从事中医理论教学和学术研究，主讲内经、难经等多门课程，开设"周易与中医学术""古代文化常识"等选修课和多门中医文献专业课，培养多名中医硕士、博士研究生9名。发表学术论文60多篇，出版著作《内经答问》《内经临床发挥》《内经临床精要》《中医基本理论》等10多部（独著及合编），参与《中医大辞典》（合订本）编纂工作，自编及参编本科、研究生及选修课教材多部，曾获国家、省级教学成果奖（第二），国家中医药管理局科研成果奖（第四），省中医药科技进步奖等。从事中医临床工作近40年，擅于运用《黄帝内经》《难

经》及伤寒、温病理论辨证论治脾胃病、喘咳、痹痛等多种
内科疾病以及一些外、妇、儿科疑难病证，效验俱佳。

二、张 新 渝

张新渝教授1979年考取林建德教授的内经专业硕士研
究生，1982年毕业后先后任成都中医药大学基础医学院中诊
教研室、内经教研室主任。中华中医药学会内经学分会副秘
书长、四川省中医药学会中基专业委员会委员。擅长黄帝内
经、中医基础理论、中医诊断学等课程教学。1988年曾获成
都中医学院首届教学优秀奖和成都市劳动模范称号，1998年
曾获学校先进工作者称号。先后参加过省重点项目"卫气营
血的研究"，平素勤于著述，参与了《中华大典·医药卫生
典·医学分典》《黄帝内经太素语译》的编著工作，发表学
术论文28篇，出版专著《中医学辩证法原理》（合著）、教
材《藏象学》（编委）。临证长于内儿科疑难杂症，如紫癜
出血、中风后遗症、冠心病、肾炎肾病、慢性支气管肺气
肿、肝炎、结石症、慢性鼻炎、皮肤湿疹等，每以平常之方
药而显效；并擅于运用推拿治疗婴幼儿消化不良、腹泻、呕
吐、不食等多种病症。

新火相传

岭南中医药文库

三、蒋 应 时

蒋应时教授1981年考取广州中医药大学内经专业硕士研究生，师从林建德教授，1984年毕业后赴广西中医学院，从事中医基础理论和内经教学，曾任该校基础部主任，现任广西科技协会副主席，广西中医药学会常务理事，广西抗衰老学会常务理事、副会长；广西中医学院重点学科（中医基础理论）学术带头人。承担各专业本、专科班及硕士研究生的教学任务，系统主讲中医基础理论、内经选读两门主干课及古代天文历法及医学气象学、周易等多门选修课，教学效果优良，多次获学院教学优秀奖。在科研工作方面，主要从事中医养生学研究，曾主持及主要参与国家级课题三项、省级课题五项、厅级课题五项、院级七项，公开发表学术论文30余篇，出版学术专著五部。

四、傅 杰 英

傅杰英教授1983年开始攻读林建德教授的内经专业硕士研究生，毕业后曾留内经教研室任教，其间研究中医美容理论及临床，颇有建树。后考取针灸专业医学博士，专门致力于中医美容和针灸专业，担任广州中医药大学针灸推拿学院中医美容教研室主任，现任中华中医药学会中医美容专业委员会常委、中华医学会医学美容分会青年委员会常委、广东省中医药学会中医美容专业委员会主任，广东省医学会医学美容分会常委，是中医美容界的权威、先后主编中医美容学术著作三部：《中医美容》《实用经络美容七讲》《皮肤病调养与护理》，撰写《瘦素与胃经减肥的思考》《足阳明胃经美容作用初探》《针刺胃经穴位干预肥胖大鼠瘦素抵抗的实验研究》《人群体质与美容》等中医美容学术论文近20余篇。多次在国内外讲授中医美容、针灸美容。擅长损美性疾病如单纯性肥胖、黄褐斑、痤疮、脱发、口臭等以及与上述疾病密切相关的高血压、高脂血症、脂肪肝、慢性胆囊炎、月经不调、失眠、便秘的经络针灸治疗，以及针药结合进行女性早衰皮肤保养以及女性美容养生、中医养生的咨询指导。

五、林　可　衡

　　林可衡1973年到广州中医学院进修，拜师林建德教授门下学习中医基础理论和内科临床，后移居香港执业，现为香港注册中医师。从事内科及针灸临床30余年，其儿子林家杨在广州中医药大学攻读博士研究生，现为香港医院医管局高级中医师及中医发展委员会委员，临床上通过其父亲及吴弥漫教授的传承，师承林建德教授医疗学术经验，临床疗效显著，颇得患者信赖及欢迎。

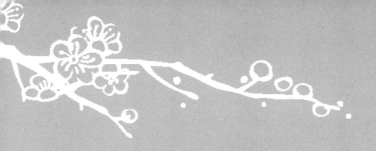

年

谱

大

事

1917年12月

出生于广东省潮安县江东乡井美村。父林葆生、母刘蕙香均为当地颇有名气的乡村医生。

1924年2月至1928年2月

在潮安大同小学读书。其间父亲林葆生曾参加大革命，任农会干部。大革命失败后走避澄海、汕头等地，后定居汕头，开业行医。

1928年2月至1929年2月

在汕头新民小学读书。林葆生医师在汕头开设中医诊所，举家迁往汕头定居，先生遂转学新民小学，课余随侍乃翁诊侧，并在其指导下习诵药性赋、汤头歌诀及《黄帝内经》《难经》《伤寒论》诸经典。

1929年2月至1931年7月

在汕头市聿怀中学、友联中学念初中。其间林葆生医师开办中医药讲习所，创办《汕头医药》月刊。先生于课余时间除学习中医药基础知识之外，尚经常协助其父抄写稿件、讲义。

1931年8月至1934年7月

在汕头市大中中学念高中。课余仍习读中医典籍及协助抄写医学稿件、讲义。

1934年8月至1935年2月

在广州光华医学院学习中医。

1935年3月至1937年8月

转考上海中国医学院插班学习至毕业。师事谢利恒、陆渊雷、陈存仁、许半农等名医，同时协助《中国医学大辞典》的编写。

1937年9月至1939年11月

在上海开业当执业中医。

1939年12月至1945年10月

因家庭变故，由上海返回家乡潮安，战乱之中，在潮安塘东、江东等地开业中医，以维持全家大小生计，其间（1941年）曾兼任小学教员，以补充生计。

1945年11月至1947年6月

潮安县乌洋、井里镇开业中医，兼在当地小学任教。

1947年7月至1947年12月

在越南西贡义安中学代课，兼开业中医。

1948年1月至1948年12月

潮安江东乡井美小学任校长，兼开业中医。

1949年1月至1949年12月

潮安乌洋小学任教，兼开业中医。

1950年1月至1953年8月

新中国成立后参加教师队伍，先后在潮安江东、前溪、东凤等地任小学校长、教导主任，同时担任区教师联合会副主席。业余仍行医看病。

1953年9月至1954年8月

响应政府技术归队的号召，申请转业行医，得到批准后在潮安江东个体开业。就诊者甚众，医名大振，患者接踵而来。

1954年9月至1955年9月

加入潮安县东江中医联合诊所，执业中医。

1955年10月至1958年8月

联合诊所转为卫生站，任卫生站站长、中医师。1957年卫生站转为卫生院，担任院医疗防疫股股长、中医师。其间

年谱大事

兼任区卫生协会秘书。

1958年9月至1959年9月

选送广州中医学院师资班学习。期间曾参加医疗队赴博罗县参加救灾医疗工作，抢救急重患者取得良好疗效，受到当地政府表彰。

1959年9月至1960年5月

奉派往广西参加中西医结合高研班教学。其间编写《中医诊断学讲义》，被采用为教材，并在全国中西医结合会议上交流。

1960年6月至1966年6月

在广州中医学院内经教研室、中基教研室任教，讲授黄帝内经、中医基本理论、中医诊断学等多门课程。其间于1965年受派往兴宁地区参与流行性乙型脑炎防治工作，治疗乙型脑炎200多例，效果良好，并于1966年代表广东省出席在上海举行的全国乙型脑炎会议。

1966年7月至1972年8月

在"文化大革命"期间努力排除各种干扰，除了参与中医医疗和以培训赤脚医生、中医人员等方式的教学活动外，尚担任广州中医学院基础理论编写组组长，主编或参与主编《中医临床方药手册》（1969年）、《西中班教材》《中医急症手册》（1970年）等多部中医著作及教材，是当时在全国大量出版、普遍推行的《中医学新编》《新编中医学概要》的主要编写人员。

1972年9月至1979年8月

任广州中医学院中基教研室副主任。1978年评定为副教授，同年被授予"广东省名老中医"称号，遴选为广东省第四届政协委员，并先后担任中医学会广东分会理事、广东省学术鉴定委员会委员、广州中医学院学术委员会委员。其间除了负担繁重的教学、医疗任务外，尚主持或共同主持《中医名词术语选释》（1973年）、《简明中医辞典》（1979年）、《中医大辞典·中医基础理论分册》的编写工作，为新中国中医辞书编纂工作作出开创性贡献，为此，出席1978年全国科学大会并获先进个人奖，1979年获广东省科学大会先进奖，1980年获广东省高教系统科技二等奖。

1979年9月至1985年12月

任广州中医学院内经教研室主任、顾问，硕士研究生导师。继续担任广东省第五届政协委员、中医学会广东分会理事、广东省学术鉴定委员会委员、广州中医学院学术委员会委员。1983年经广东省高教局审批，晋升为教授（教育部1986年审批）。由于长期劳累过度，积劳成疾，但仍带病坚持工作，除了负担大量的内经教学任务并培养多名研究生之外，尚担任《医学百科全书·中医基础分卷》副主编、《实用医学辞典》（1986年）中医词目编写组长，并亲自撰写大量词条。

1985年12月

因积劳成疾，与世长辞。